原著第 2 版

汉语构音与音韵障碍学

Articulatory and Phonological Disorders in Mandarin Chinese

童宝娟 著

 中国出版集团有限公司

 世界图书出版公司
西安 北京 上海 广州

图书在版编目(CIP)数据

汉语构音与音韵障碍学 / 童宝娟著 . —西安：世界图书出版西安有限公司，2024.2
　　ISBN 978-7-5232-1058-1

Ⅰ.①汉… Ⅱ.①童… Ⅲ.①汉语－声学语音学－研究 Ⅳ.① H11

中国国家版本馆 CIP 数据核字（2024）第 037462 号

© 華語構音與音韻障礙學 / 童寶娟作，二版 . 華騰文化，2016.07

书　　名	汉语构音与音韵障碍学
	HANYU GOUYIN YU YINYUN ZHANG'AIXUE
原　　著	童宝娟
责任编辑	马元怡
装帧设计	西安非凡至臻广告文化传播有限公司
出版发行	世界图书出版西安有限公司
地　　址	西安市雁塔区曲江新区汇新路 355 号
邮　　编	710061
电　　话	029-87214941　029-87233647（市场营销部）
	029-87234767（总编室）
网　　址	http://www.wpcxa.com
邮　　箱	xast@wpcxa.com
经　　销	新华书店
印　　刷	西安市建明工贸有限责任公司
开　　本	787mm×1092mm　1/16
印　　张	9.5
字　　数	170 千字
版次印次	2024 年 2 月第 1 版　2024 年 2 月第 1 次印刷
版权登记	25-2024-013
国际书号	ISBN 978-7-5232-1058-1
定　　价	80.00 元

医学投稿　xastyx@163.com ‖ 029-87279745　029-87285296
（如有印装错误，请寄回本公司更换）

推 荐 序

随着高龄化社会的来临,中国台北护理健康大学健康科技学院致力于培育健康照护与健康科技管理专业人才。很高兴语言治疗与听力学系在2014年加入学院行列,也非常高兴认识了童宝娟老师,让我们在人才培育方面更上一层楼。

高龄社会中,许多老人有听力和语言问题,台湾卫生部门全面实施新生儿听力筛检和儿童早期治疗,导致台湾语言治疗与听力专业人才短缺。鉴于听语跨领域的专业特性,人才培养不易,台湾急需听语教科书、教材及评估与治疗工具。目前大多数学生使用英文教科书学习,这对提升听语专业有很大的帮助,但对于刚升上大学的新生们,除了外语课本外,也需要汉语教材的听语临床案例,以奠定基础并认识这一专业。

欣闻童老师正带领一群毕业校友往这方面努力,他们团队的努力已有具体成果,也完成了团队的第一本书。同时,学院正配合台湾教育管理机构推动教师培养与提升。期盼童老师及其团队为台湾听语专业继续努力,也借此鼓励学院的老师们能有新作出版。

祝国忠
台北护理健康大学
健康科技学院院长

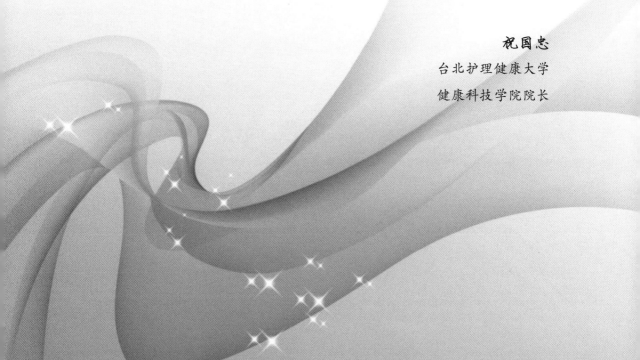

推 荐 序

　　沟通是人类的天性，而语言就是沟通所需要的最重要的工具。目前人类有六千多种语言。有些小种语言已濒临绝种。最重要也是使用的最多的语言是中文和英文，因此对于这几种重要语言的了解非常需要，对于患有沟通障碍的人的服务质量也亟需了解这些语言的基本知识。这一个系列主要目的帮助学生了解一些基本的知识以及基本的重要学术用语。这些内容可以为学生达到解惑的目的。要了解构音是如何产生的？构音的基本条件是什么？假设构音有障碍有什么样的问题？如果做一个良好的沟通者必须具备什么条件？除了生理的基本知识、心理学的基本知识之外，还需要了解一些功能性问题。这些基本的知识是奠定以后学习更多关于沟通障碍的基础。我非常赞同通过中英文对照的形式把英文的一些基本知识用浅易的语言解释出来。在此我对作者童宝娟老师表示敬意，更希望得益的是广大的学生；当然最后就是造福了一些沟通障碍者。

刘丽容教授

圣地亚哥大学

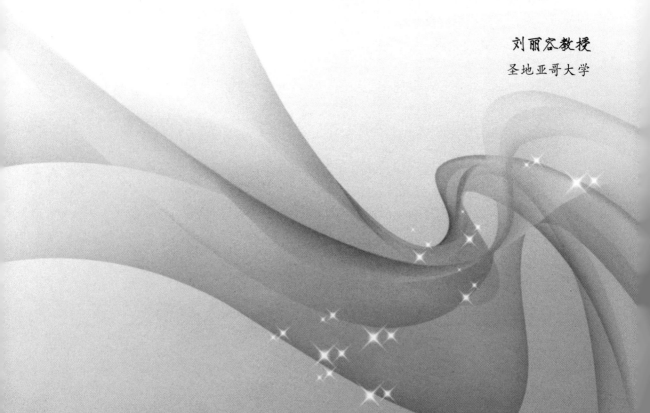

自　　序

这是一本语言治疗与听力学的大学用书。依学生的建议用简单用语来写。

希望学生好好阅读、理解、吸收并运用在实践中。同时也希望通过本书让学生建立好构音与音韵障碍学临床基础。

本书主要分两大部分。前半部为第1章至第6章，属于构音与音韵学基础，内容包含构音与音韵解剖学、生理学、病理学、语音学与发展学的知识；后半部为第7章至第8章，属于构音与音韵障碍学临床运用，内容包含构音与音韵障碍的评估与治疗。书中的每一章都纳入构音与音韵障碍的中英文专有名称，同时也特别设计图表以协助学生学习。在第8章中，也特别讨论到目前中国台湾推行的国际健康功能与身心障碍分类系统（ICF）、家庭赋权（family empowerment）及作息本位评估（routine based assessment）的做法。

本书能够完成要感谢我的老师、朋友、学生与家人的建议、支持与鼓励。谢谢！

童宝娟

台北护理健康大学

语言治疗与听力学系

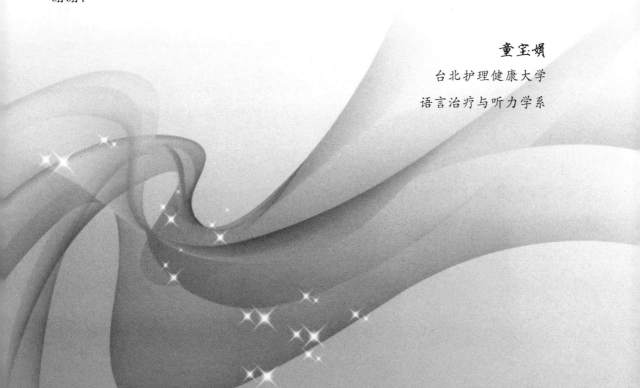

作者简介

童宝娟

学　历：伊利诺伊大学语言病理学　博士
　　　　伊利诺伊大学语言病理学与语言学　双硕士
　　　　台湾政治大学西洋语言学系　学士
现　任：台北护理健康大学语言治疗与听力学系　助理教授兼系主任
曾　任：台北护理健康大学听语障碍科学研究所　助理教授兼所长
　　　　台北中山医学大学语言治疗与听力学系　助理教授

本书插图作者：堤堤（台北科技大学工业设计系　学生）

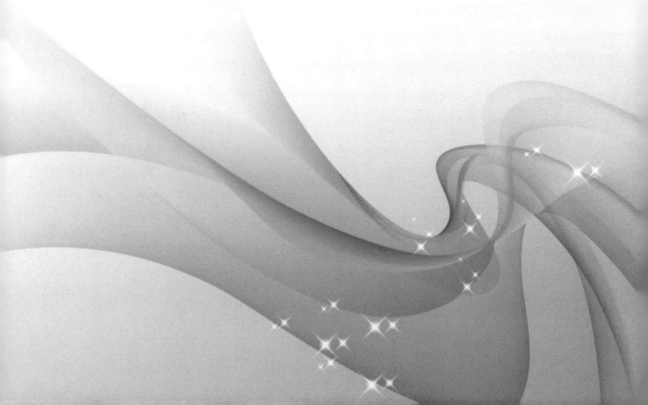

目　录

第1章　构音与音韵障碍 …………………………………………… 1
第2章　基础人体解剖学 …………………………………………… 5
第3章　语音学 ……………………………………………………… 11
第4章　汉语的语音系统 …………………………………………… 21
第5章　音韵学的理论 ……………………………………………… 47
第6章　语音与音韵发展 …………………………………………… 63
第7章　干预：构音／音韵障碍评估 ……………………………… 87
第8章　干预：构音／音韵障碍治疗 ……………………………… 107

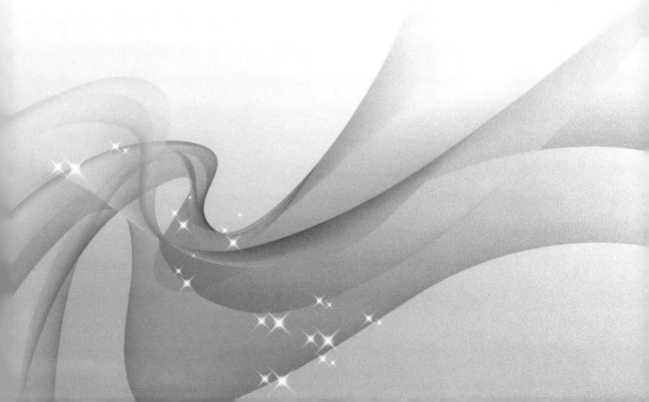

第 1 章

构音与音韵障碍

Introduction to Articulatory and Phonological Disorder

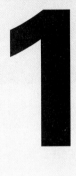
CHAPTER 1

这是一本关于儿童说话或言语问题的专业用书。儿童说话时，如果有发音不正确、咬字不清楚或说话不清晰，我们称之为构音/音韵问题。这些问题的原因可能是儿童说话发展迟缓，也就是比一般儿童说话的发展慢；或是说话有异常和障碍，无论原因是什么，都需要语言治疗的介入与协助。

要把构音/音韵及其障碍的学问学好，我们可以先从解剖学与生理学着手，再进一步了解语言的发音系统。在这本书里，我们将使用汉语的例子来介绍我们的语言系统。接着，我们要了解儿童的语言发展，包括儿童如何建立他们的语音库及音素库。

最后，我们将探讨什么是构音/音韵障碍、构音/音韵障碍的评估及构音/音韵障碍的治疗。

言语产生 speech production
说话问题 speech sound disorder
构音 articulation
音韵 phonology
不清晰 unintelligibility
发展迟缓 development delay
异常 deviant
障碍 disorder
语言治疗 speech language therapy
解剖学 anatomy
生理学 physiology
语言 language
发音系统 sound system
汉语 Mandarin Chinese
说话发展 speech development
语音库 phonetic inventory
音素库 phonemic inventory
干预 intervention
评估 assessment, diagnostics
治疗 treatment, therapy
实证治疗 evidence-based practices; EBP

本书将涵盖：

（一）解剖学

（二）生理学

（三）语音学

（四）汉语语音系统

（五）说话发展

（六）构音/音韵障碍

（七）构音/音韵障碍评估

（八）构音/音韵障碍治疗

> **注意事项**
>
> 1. 很多的教科书，如 Articulation and phonological disorders: Speech sound disorders in children (Bernthal, Bankson, Flipsen, 2014) 提到了一些相近的专有名词：speech sound disorder、articulation disorder、phonological disorders、clinical phonology，这些名词我们统称为构音/音韵障碍。
>
> 2. 在执行业务时，一定要讲求实证治疗，即用科学的方法来协助有构音/音韵障碍的儿童。

第 2 章

基础人体解剖学

Basic Human Anatomy

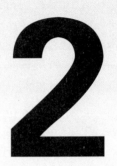

在构音/音韵障碍领域里,人体解剖学为让我们了解构音器官的结构、形态、位置及其与发音器官间之相互关系的科学。基础的人体解剖学包含4个观念:

1. 解剖位置（the anatomical position）
2. 解剖面（anatomical planes）
3. 解剖方位（anatomical directions）
4. 关节的运动（movement in joints）

解剖位置是器官之参考点（reference point）。全部的构音器官以此作为参考（图2.1）。解剖位置为:

（1）身体直立（body upright）
（2）双手在旁（arms at side）
（3）手心朝前（palms facing forward）
（4）大拇指朝外（thumbs pointing outward）

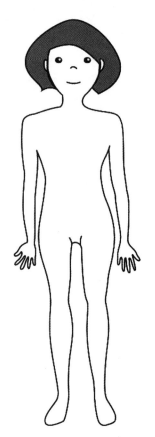

图 2.1　解剖位置项

解剖面指的是解剖切割的平面。解剖时,有3个切面(图2.2)。

1. 横切面(transverse plane or horizontal plane):主要看器官的上下结构。
2. 冠状切面(frontal plane or coronal plane):主要看器官的前后结构。
3. 矢状切面(sagittal plane or longitudinal plane):主要看器官的左右结构。

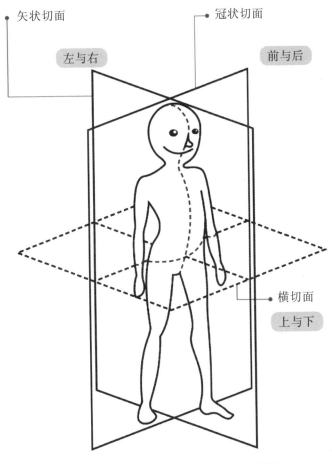

图 2.2　解剖切割面

有 6 组重要的解剖方位（图 2.3）：

1. 上方与下方（superior *vs.* inferior）
2. 前方与后方（anterior *vs.* posterior）
3. 内侧与外侧（medial *vs.* lateral）
4. 近端与远端（proximal *vs.* distal）
5. 腹侧与背侧（ventral *vs.* dorsal）
6. 表层与深层（superficial *vs.* deep）

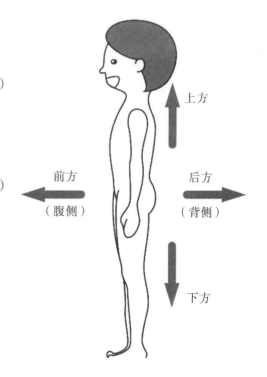

图 2.3　解剖方位

我们需要特别留意两件事：

1. 解剖的方位是相对（relative）的方位，不是绝对（absolute）的方位。例如：鼻子是在嘴巴上；眼睛是在鼻子上方。

2. 我们与动物的解剖方位稍微不一样。人类的前方与腹侧都是指向肚子，属于同样的方位；动物的前方指的是朝脸的方向，腹则指的是肚子方位。同样的，人类的后方与背侧都是指向后背，属于同样的方位；动物的后方指的是朝尾巴的方位，背侧则指的是后背方位（图 2.4）。

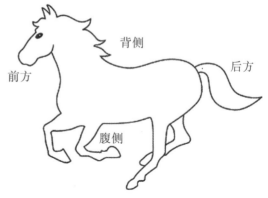

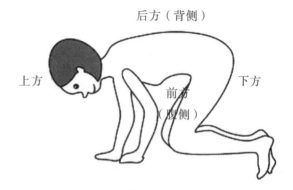

图 2.4　动物解剖方位

关节的运动主要描述关节的移动方式，在言语科学这个领域中，我们常会用到的关节运动包含（图2.5）：

1. 外展与内收

   （abduction *vs.* adduction）

2. 伸展与弯曲

   （extension *vs.* flexion）

3. 上举与下压（elevation *vs.* depression）

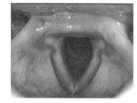
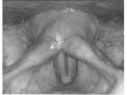

外展　　　　　　内收

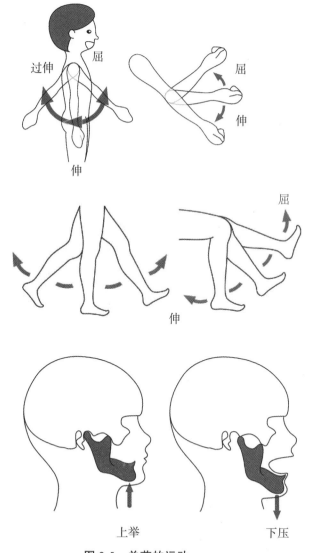

图 2.5　关节的运动

注意事项

1. 在学习构音器官时，我们常通过二度空间呈现的图像及图片学习，并借助解剖位置、解剖面、

解剖方位及关节的运动，来协助我们掌握构音器官的三度空间位置、方位与动向。

2. 一般而言，我们在描述构音器官时，大多习惯由外往内，由上往下说明。

3. 若要进一步了解听语相关的解剖，可参考：David H McFarland, 2013. 言语、吞咽及听觉. 台湾：艾思唯尔.

第 3 章

语音学
Introduction to Phonetics

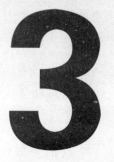

语音学主要是通过系统的方式去研究一门语言的声音，利用描述、分类及物理科学的方式来呈现语音的产生。人类的声音是使用发声器官产生的声音。但不是一切用发声器官产生的声音都称为语音，例如：打嗝的声音、吹气的声音。只有社会认可的声音才算是我们的语音。

我们要如何描述我们的语音产生及其语音系统呢？例如：语音是气流由肺经喉系统与声道产生的声音；汉语的语音有元音与辅音；元音是气流未受到阻碍的声音；辅音是气流受到阻碍的声音；舌头是产生声音的重要构音器官；国际音标（IPA）是常用来标示语音的符号。以上这些都是以描述的方式呈现语音系统。

分类的方式就是使用有组织、有规则、有系统的方法来描述我们的语音。例如：当研究者把汉语的语音分成元音与辅音，就是有规则把汉语的语音分成2类。在语音学里，会依发声位置及发声方法，系统地把语音分类。例如：会以舌头在口腔内的上中下位置，把元音分成高元音、中元音及低元音。会依照气流在口腔内受到阻碍的程度，把辅音分成塞音、擦音、塞擦音、鼻音及边音。

我们也可以使用物理科学的方法来描述我们的发声方式。例如：使用频率

语音学 phonetics
语言 language
声音 sound
描述 description
分类 classification
物理科学 physics of science

语音系统 sound system
元音 vowel
辅音 consonant
国际音标 international phonetic alphabet

发声位置 place of articulation
发声方法 manner of articulation
口腔 oral cavity
高元音 high vowel
中元音 mid vowel
低元音 low vowel
塞音 stops
擦音 fricatives
塞擦音 affricates
鼻音 nasals
边音 liquids
频率 frequency
振幅 amplitude

来说明声音的高低（音调）、振幅或音强来说明声音的大小（音量），以及用时间来说明声音的长短（音长）。

本书将在第 4 章使用描述、分类及物理科学的方式来呈现汉语的语音系统。

在这个章节我们也同时要介绍一些重要的专业名称：

- 音韵学
- 音素
- 音素的同位音、自由变体及互补分布
- 最小音对

音强 intensity
时间 time
音高 pitch
声音的大小 loudness
音量 loudness
声音的长短 duration
时长 duration
声学语音学（语音声学）acoustic phonetics
声学特征 acoustic features
音韵 phonology
音素 phoneme
同位音 allophone
自由变体 free variation
互补分布 complementary distribution
最小对立体 minimal pair
心理声学 psychoacoustics

*括号内为我国台湾的译文。

注意事项

1. 文中提到的频率与声音的高低、振幅与声音大小及时间与声音的长短，他们之间的关系为何？

2. 频率、振幅及时间为语音声学领域的专业术语。语音声学研究声音的科学，主要通过仪器，以客观的方式测量我们说话时的音调、音量及音长，并寻找其声学特征。

3. 声音的高低、声音大小声及声音的长短为心理声学领域的专业术语。研究我们对声音的感知或知觉。

4. 要对语音学更了解可参考：台湾师范大学国音教材编辑委员会编纂，2012. 国音学. 8 版. 台北：正中书局.

5. 要对国际音标更了解可参考：https://en.wikipedia.org/wiki/International_Phonetic_Alphabet

一、什么是音韵学？

音韵学与语音学同属于语言学的范围。语言学是一门研究语言的科学。其组成成分包含：①语音学，②音韵学，③构词学，④句法学，⑤语意学，⑥语用学。

在这里我们把另外一个语言学成分——音韵学纳入语音学的章节，主要是因为音韵学与语音学有密切的关系。

语音学与音韵学两者之间有何不同呢？语音学探讨的是语音的解剖、生理及物理现象，着重于不同的发声器官如何产生不同的声音。音韵学探讨的是语言的语音系统规则，也就是研究说话的语音规则，包含：音的组合规则及音与音之间如何组成为有意义的语言单位，如词汇、句子与文章段落。

语言学 linguistics
语言科学 language science
语音学 phonetics
音系 phonology
词法学 morphology
句法 syntax
语意学 semantics
语用学 pragmatics
规则 rule pattern
音的组合规则 phonotactics rule
语言单位 linguistics units
词汇 word
句子 sentence
文章段落 paragraph
文字 character

注意事项

1. 对语言学有兴趣的同学可以参考语言学概论的书。例如 Fromkin V, Rodman R, Hyams N, 2013. An introduction to language. 10th ed. Ohio: Wadsworth Publishing.

2. 英语的"word"及"vocabulary"我们统一翻成"词"。汉语常见的"字"指的是书写文字的字或汉字。例如："快乐"是一个词，由两个文字或汉字组成。

二、什么是音素？

上节提到"有意义的语言单位"，例如：词汇。而我们现在要介绍的音素，就是"最小"的有意义语言单位。音素又称音位，是具有辨义功能的声音。

音韵学 phonology
音素 phoneme
语意对立 linguistic contrast
辨义的语音 distinctive sound

例如："爸"这个词是由两个音素 [p] 与 [a] 组成。当我们把词首的辅音 [p] 以送气的音 [pʰ] 来表示时，我们产生另一个词汇"怕"。这种不同的语音形式表示出不同语意的现象，我们称为语意对立现象。而能引起语意对立的语音，我们称之为辨义的语音。在音韵学里，这些辨义的语音叫做音素或音位。

"最小"指的是分析到不可再分析的地步，例如当我们说"爸爸""妈妈"这两个词汇时，我们可将其分析至最小的语言单位，并以汉语拼音符号或国际音标标示出来（表 3.1）。

表 3.1　语言分析

文字	汉语拼音	国际音标
爸爸、妈妈	bà ba、mā ma	[pa pa][ma ma]

语言分析可以是这样：
1. 在书写文字方面：这两个词汇（1）爸爸，（2）妈妈。
   共有四个方块文字：（1）爸，（2）爸，（3）妈，（4）妈。
2. 在口语方面：这两个词汇（1）爸爸，（2）妈妈，
   共有四个音节 =（1）[pa]，（2）[pa]，（3）[ma]，（4）[ma]
   共有八个音 =（1）[p]，（2）[a]，（3）[p]，（4）[a]，（5）[m]，（6）[a]，（7）[m]，（8）[a]
   共由三个音素组成 =（1）[p]，（2）[a]，（3）[m]
3. 在口语方面：这两个词汇的每个音节都有其声调。
   汉语共有五个声调：一声、二声、三声、四声及轻声。

现在让我们针对语音与音素再来练习一下（表3.2）：

表 3.2　语言分析

文字	汉语拼音	国际音标
面包	miàn bāo	[mian bao]

面包这个词共有几个音？并由几个音素组成呢？

1. 面包这个词，共有七个音

　　（1）[m]，（2）[i]，（3）[a]，（4）[n]，（5）[b]，（6）[a]，（7）[o]
2. 面包这个词在汉语共由几个音素组成？这个问题就比较难回答。
3. 我们先要对汉语语音系统有所认识。
4. 汉语语音的元音群除了有单音的元音外，还有复韵母及鼻韵母。

　　汉语有四个前响复韵母：ai, ei, ao, ou,

　　其独特性就是他们都是由两个元音组成。例如：[ai] 是由 a+i 组成。

　　在汉语 [ai] 本身是 1 个音素，它是 1 个最小有意义的语言单位，不可再分析的音。

　　如果把 [ai] 再分析成 [a] 与 [i]，那 [ai] 就失掉其复韵母的独特性与意义性。
5. 同样的，汉语有鼻韵母，如an[an]、en[ən]、ang[aŋ]、eng[əŋ]

　　其独特性就是他们都是由一个元音与一个鼻音组成的。

　　例如：an 是由 a+n 组成的。在汉语 [an] 本身是 1 个音素，

　　它是属于 1 个最小有意义的语言单位，不可再分析的音。

　　如果把 [an] 再分析成 [a] 与 [n]，那 [an] 就失掉其声随韵母的独特性与意义性。
6. 面包这个词共由五个音素组成

　　（1）[m]，（2）[i]，（3）[an] 鼻韵母an，（4）[b]，（5）[ao] 复韵母ao。

三、音素的同位音、自由变体及互补分布是什么？

除了音素，还有三个专有名词与音素有很大的关系，分别是同位音及其自由变体与互补分布。同位音又称为音位变体，也就是说，这个音在位置上，可以呈现出多于一个的音，但不影响其语意。

同位音	allophone
变体	variation
音位变体	allophone
自由变体	free variation
互补分布	complementary distribution
送气	aspiration
不送气	unaspiration
塞音	stops, plosive
发音	pronunciation
语意	semantics
词首	word initial

我们最常见的同位音例子是英语的送气塞音 [t]。先让我们想想看，我们是如何发 top 与 stop 的 t 音？当我们说 top 时，t 是送气的音 [t^h]，但在说 stop 时，t 是不送气的音 [t]。也就是送气的 [t^h] 与不送气的 [t] 在英语是属于同位音。我们也可以这样说，在英语里，有一个音素 [t]，这个音素有两个变体：送气的变体 [t^h] 和不送气的变体 [t]。不论我们使用那个变体，都不会影响其语意。

有关同位音或变体的使用，我们有两种变体：自由变体与互补分布变体。自由变体强调的是"自由"，即在一个音位上可以使用一个音素的任何变体。互补分布变体强调是其分布的位置，即一个变体分布至一个音位上，其他变体就不能分布至此，也就是说一个音素的不同变体永远不会出现在相同的位置上。英语的 top 与 stop 的 t 音的两个变体 [t] 与 [t^h] 就是互补分布关系：不送气的 [t] 在英语中，只能现在 [s] 音之后，而送气的 [t^h] 只会出现在词首位置上。

表 3.3 呈现了汉语音素 [an] 的同位音例子。你认为这个音素的同位音是自由变体还是互补分布？

表 3.3　音素 [an] 的同位音

文字与其国际音标	注解
1. 面包 [miam] [pao]	鼻韵母 an 会发成双唇的鼻韵母 [am]
2. 面粉 [mian] [fən]	无变体
3. 面条 [mian] [tʰiao]	无变体
4. 面饼 [miam] [piəŋ]	声随韵母 an [an] 会发成双唇的鼻韵母 [am]
5. 面盆 [miam] [pʰən]	声随韵母 an [an] 会发成双唇的鼻韵母 [am]
6. 面谈 [mian] [tʰan]	无变体
7. 面膜 [miam] [mou]	声随韵母 an [an] 会发成双唇的声随韵母 [am]

声随韵母 an [an]，这个音素有两个同位音：[an] 与 [am]。我们会发现两个同位音不是自由变体的关系，而是互补分布的关系。声随韵母 an 会因为后面跟着双唇子音 [p]、[pʰ]、[m] 而呈现双唇声随韵母的变体 [am]。

四、最小音对

最后要讨论的是最小音对。最小音对指的是在一对词汇中,其音素只有一处相异。但这样的相异会产生不同的语言意思。例如"兔子"与"裤子"就是一组最小音对,这组词汇除了词首的音素([tʰ]与[kʰ])相异外,其他组合的音素与声调都一样。"兔子"与"肚子"也是一组最小音对,这组词汇除了词首的音素([tʰ]与[t])相异外,其他组合的音素与声调都一样。

> **最小音对** minimal pair
> **一对词汇** wordpair

让我们再来看看以下的词组(表 3.4),他们都是最小音对,我们需要知道最小音对之间的相异音素。

表 3.4 最小音对与相异音素

最小音对的词组	汉语拼音与国际音标	相异音素
七颗与一颗	qi ke 与 yi ke [tɕʰi] [kʰɤ] 与 [i] [kʰɤ]	是最小音对。相异处在词首,七是く[tɕʰ];一是零声母。
鞋子与茄子	xie zi 与 qie zi [ɕie] [tsi] 与 [tɕʰie] [tsi]	是最小音对。相异处在词首,鞋是[ɕ];茄是[tɕʰ]。
地球与气球	di qiu 与 qi qiu [xti] [tɕʰiou] 与 [tɕʰi] [tɕʰiou]	是最小音对。相异处在词首,地是[t];气[tɕʰ]。
倒霉与草莓	dǎo méi 与 cǎo méi [tau] [mei] 与 [tsʰ au] [mei]	是最小音对。相异处在词首,倒是[t];草是[tsʰ]。

第 4 章

汉语的语音系统

The Sound System of Mandarin Chinese

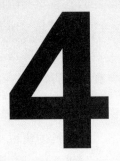

汉语的语音包含韵音（元音）与声母（辅音）。韵母有两个特性：发声时，其声带会震动；发音时，口腔的气流不受阻碍。因其声带有规律的震动及其气流不受到阻碍，受发音器官调节出的悦耳动听的声音，我们称之乐音。

汉语	Mandarin Chinese
元音、元音	vowel
辅音、子音	consonant
韵母	final
声母	initial
乐音	periodic sound
声带	vocal folds
声带震动	vocal fold vibration

辅音也有两个特征：发声时，一半辅音的声带不震动，另一半会震动；发音时，口腔的气流一定受阻。因其气流需克服阻碍，所以产生撞击或摩擦的噪声，故我们称之为噪声。另一半声带震动的辅音，虽然带有音乐成分，但气流不可避免地受发音器官的阻碍，产生撞击或摩擦的噪声，因此这类的辅音是乐音与噪声的复合音。

汉语的有八个元音与一个空韵。

汉语拼音为：i、u、ü、a、o、e、e

IPA 的符号为：[i], [u], [ü], [a], [o], [ɤ], [e], [ɚ] 与 [ɨ] 汉语的辅音有 21 个声母加一个零声母（Ø），IPA 的符号为与汉语拼音为：

b、p、m、f	[p]、[pʰ]、[m]、[f]
d、t、n、l	[t]、[tʰ]、[n]、[l]
g、k、h	[k]、[kʰ]、[x]
j、q、x	[tɕ]、[tɕʰ]、[ɕ]
zh、ch、sh、r	[tʂ]、[tʂʰ]、[ʂ]、[ʐ]
z、c、s	[ts]、[tsʰ]、[s]
零声母（Ø）	

汉语为声调语言，除了韵母与声母之外，还有五个声调。声调是由声带震动产生的，包含：一声、二声、三声、四声及轻声（表4.1）。

声调语言 tonal language
声调 tone

表4.1　汉语的五个声调（Chao Y R，1930）

汉语声调	符号表示	例子	英文名称
一声	ˉ	mā	High level
二声	ˊ	má	High rising
三声	ˇ	mǎ	Low-falling-rising
四声	ˋ	mà	High falling
轻声		ma	

一、言语产生的解剖学与生理学

我们声音的来源由三个系统产生（图4.1）：

（1）呼吸系统

（2）发音系统或喉部系统

（3）共鸣系统与构音系统

呼吸系统	respiratory system
发音系统	phonatory system
喉部系统	laryngeal system
共鸣系统	resonant system
构音系统	articulatory system
气流来源	power energy supply
肌肉收缩	muscle contraction
言语科学	speech science

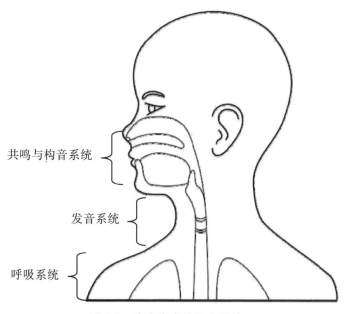

图4.1 产生声音的三大系统

呼吸系统为说话气流的来源，我们说话的大小声就靠我们呼吸系统的吸气与呼气肌肉的收缩产生的气压改变及气流流动。在言语科学的学科里可习得这方面的知识。

发音是气流流出的产物（图 4.2）。

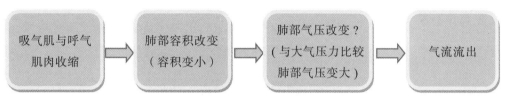

图 4.2　发音的过程

喉部系统主要的作用是把气流转变为声音。我们通过喉部的声带震动把气流转为有声的声音及无声的声音。当声带有系统的开关时（图 4.3），我们称之为声带震动。刚才提到的有声、无声的音，就是指在说话过程，气流经声带时有无震动。声带有震动的声音，我们称之有声的声音；声带全程打开的时候，我们称之为无声的声音。

喉部系统 laryngeal system
声带 vocal folds
声带震动 vocal fold vibration
有声 voiced
没声 / 无声 voiceless
开 abduction
关 adduction

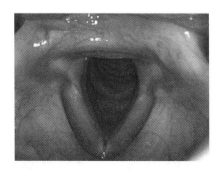
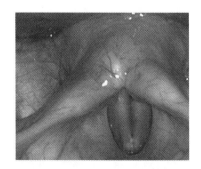

图 4.3　声带开关

构音系统：是形成不同语音的系统，我们称在这系统的器官为构音器官（图4.4）。最常使用的构音器官有双唇、牙齿、舌头、齿龈、硬腭、软腭、悬雍垂（小舌）。构音系统也包含3个共鸣系统：口腔、咽腔及鼻腔。

双唇 bilabial
牙齿 teeth
舌头 tongue
牙龈 alveolar ridge
硬腭 hard palate
软腭 soft palate
悬雍垂（小舌） uvula
口腔 oral cavity
咽腔 pharyngeal cavity
鼻腔 nasal cavity

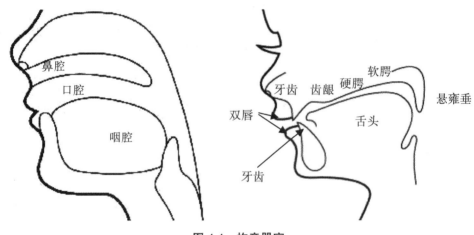

图 4.4　构音器官

总而言之，说话是气流流出呼吸系统、发音系统或喉部系统及共鸣系统与构音系统的产物。好的构音/音韵能力需要这些系统有良好控制与协助能力。

注意事项

1. 对言语科学有兴趣的同学可以参考 Seikel A, King D W, 2015. Anatomy & physiology for speech, language, and hearing. 5th ed. Clifton Park. NY: Delmar Cengage Learning.

2. Ferrand C T, 2006. 言语科学 - 理论与临床应用. 心理出版社。

3. Zemlin W R, 1997. Speech and hearing science: Anatomy and physiology. 4th ed. London: Pearson.

二、汉语的元音（韵母）

在前面的章节我们提到汉语有八个元音与一个空韵，IPA 的符号为：[i]、[u]、[ü]、[a]、[o]、[ɤ]、[e]、[ɚ]、[ɨ]。

汉语的元音可依舌头上下前后解剖位置及双唇形状来说明其语音特征：

（1）舌头的高低
（2）舌头的前后
（3）圆唇与展唇

汉语	Mandarin Chinese
元音、元音	vowel
韵母	final
空韵	empty rhyme
高低	high low
前后	front back
圆与展	rounded *vs.* unrounded

舌头的方位是大多数是由 X 线的方式测量出来。语言学家利用 X 线的影像把受测者所发出的每个语音的位置描绘出来，最后总结出每个元音发音时舌头的位置（图 4.5）。

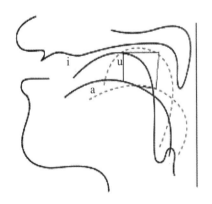 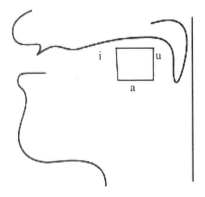

图 4.5　舌头的位置

这些描绘出来的元音及其位置，我们称之元音图或元音四边形。元音图（图4.6）提供了我们元音参考点。

元音图 vowel chart
元音四边形 vowel quadrilateral
参考点 reference points

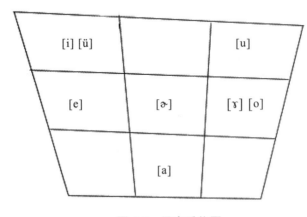

图4.6　元音舌位图

元音是由声带振动并在口腔产生共鸣发出来的声音。在听觉上,元音是比辅音响亮的声音。

在语音分析上,元音可依舌头前后分成:前、中、后元音;根据舌位的升降分成高、中、低元音;根据唇形分成圆唇、展唇音。

依语音分析,汉语有:

1. [i]　　　　前、高、展唇、舌面元音
2. [u]　　　　后、高、圆唇、舌面元音
3. [ü]　　　　前、高、圆唇、舌面元音
4. [a]　　　　中、低、展唇、舌面元音
5. [o]　　　　后、中、圆唇、舌面元音
6. [ɤ]　　　　后、中、展唇、舌面元音
7. [e]　　　　前、中、展唇、舌面元音
8. [ɚ]　　　　为卷舌韵母

除了八个元音外,还有一个空韵 [ɿ],是接在声母 zh [tʂ]、ch [tʂʰ]、sh [ʂ]、r [ʐ]、z [ts]、c [tsʰ]、s [s] 后面的韵母。这个韵母是个舌尖元音 [ɿ],其有两个同位音(变体)。在 zh、ch、sh、r 后面的空韵是舌尖后元音 [ʅ];在 z、c、s 后面的空韵是舌尖前元音 [ɿ]。在平常书写拼音时,空韵不需要标注出来,只有在讨论语音学时,才会标注出来。

9. [ɨ]　　前、高、展唇,舌尖元音

　　　　　　[ʅ] 前、高、展唇,舌尖后元音
　　[ɨ] ⟨
　　　　　　[ɿ] 前、高、展唇,舌尖前元音

除了单元音之外，汉语的元音包含两个音组成的双元音，又称复合元音或复韵母或二合元音，以及声随韵母。

> 双元音 diphthongs
> 复合元音 compound vowel
> 合成 ligature

（1）双元音指的是两个元音联合起来作为一个整体的音素出现。汉语有四个双元音：

ɑi [ai]

ei [ei]

ɑo [au]

ou [ou]

在说双元音时，舌头的位置的前后高低及圆展唇会改变（图 4.7）。例如：

[ai] 就是舌头位置由后低到前高的位置的改变。

[ei] 就是舌头位置由前中到前高的位置的改变。

[au] 就是舌头位置由后低到后高的位置的改变。

[ou] 就是舌头位置由后中到后高的位置的改变。

国际音标（IPA）的标示，单元音是用一个字母表示，双元音是用两个字母表示。有时两个字母上方会添加一条横贯的弧线来说明其合成在一起以形成一个元音。

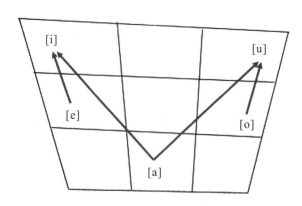

图 4.7 双元音的舌位移动

（2）汉语的声随韵母就是元音后面带有鼻音辅音韵尾的韵母。汉语也有四个声随韵母：

| 声随韵母 final nasal consonant |

an [an]，en [ən]，ang [aŋ]，eng [əŋ]

他们的合成如表 4.2。

表 4.2 声随韵母

声随韵母	元音成分	辅音韵尾成分
an [an]	中、低、展唇、舌面元音 [a]	齿龈鼻音 n [n]；气流阻塞的地方在齿龈
en [ən]	后、中、展唇、舌面元音 [ə]	齿龈鼻音 n [n]；气流阻塞的地方在齿龈
ang [aŋ]	中、低、展唇、舌面元音 [a]	软腭鼻音 兀 ng [ŋ]；气流阻塞的地方在软腭
eng [əŋ]	后、中、展唇、舌面元音 [ə]	软腭鼻音 兀 ng [ŋ]；气流阻塞的地方在软腭

三、汉语的辅音（声母）

接下来我们要讨论汉语的辅音（声音）。我们从小学习的汉语拼音让我们对汉语的辅音再熟悉不过。在前面的章节我们提到汉语有 21 个声母加一个零声母（Ø）。我们一般对汉语拼音的理解如下：

> 辅音、子音 consonant
> 声母 initial
> 零声母 zero initial
> 语言学家 linguistics
> 构音位置 place of articulation
> 构音方法 manner of articulation
> 送气 aspiration
> 不送气 unaspiration
> 有声无声 voicing

b [p] 玻　　p [pʰ] 坡　　m [m] 墨　　f [f] 佛
d [t] 德　　t [tʰ] 特　　n [n] 呢　　l [l] 乐
g [k] 歌　　k [kʰ] 棵　　h [x] 喝
j [tɕ] 机　　q [tɕʰ] 七　　x [ɕ] 西
zh [tʂ] 蜘　　ch [tʂʰ] 吃　　sh [ʂ] 师　　r [ʐ] 日
z [ts] 字　　c [tsʰ] 刺　　s [s] 司
零声母（Ø）

除了以汉语拼音的方式学习我们的语音，我们还可以以更有系统、组织的科学方式去理解我们的汉语辅音。语言学家把汉语的辅音依阻碍的位置、除阻方式及发声方法有系统的分类：

（1）构音位置
（2）构音方法
（3）送气不送气
（4）有声无声

（一）构音位置

构音位置是指发音时，气流在口腔内受到阻碍的位置。形成阻碍的器官有上阻器官与下阻器官。在描述上，英语和汉语构音受阻位置有一些落差。英语的构音位置以上阻的位置为主要描述，汉语的构音位则以下阻的舌头位置为主要描述。英语的构音阻碍位置有上唇、上齿、齿龈、硬腭与软腭；其语音也依上阻的位置做描述，如唇音、齿音、牙槽音、腭音及软腭音。汉语的构音阻碍位置有双唇、唇齿、舌尖前、舌尖、舌尖后、舌面及舌根；其语音也依下阻的位置做描述，如双唇音、唇齿音、舌尖音、舌面音及舌根音。

我们把英语与汉语的构音阻碍位置再做一次整理（表4.3，表4.4）。

表4.3 英语的构音位置

构音位置	语音描述	音素
Upper lip 上唇	Labial 唇音	[p]、[b]、[m]、[w]
Upper teeth 上齿	dental 齿音	[f]、[v]、[θ]、[ð]
Alveolar ridge 齿龈	alveolar 牙槽音	[t]、[d]、[n]、[s]、[z]、[l]
Hard palate 硬腭	Palatal 腭音	[ʃ]、[ʒ]、[tʃ]、[dʒ]
Soft palate 软腭	velar 软腭音	[k]、[g]、[ŋ]

表4.4 汉语的构音位置

构音位置	语音描述	汉语拼音	音素
双唇	双唇音	b、p、m	[p]、[pʰ]、[m]
唇齿	唇齿音	f	[f]
舌尖前	舌尖音	z、c、s	[ts]、[tsʰ]、[s]
舌尖		d、t、n、l	[t]、[tʰ]、[n]、[l]
舌尖后		zh、ch、sh、r	[tʂ]、[tʂʰ]、[ʂ]、[ʐ]
舌面	舌面音	j、q、x	[tɕ]、[tɕʰ]、[ɕ]
舌根	舌根音	g、k、h	[k]、[kʰ]、[x]

（二）构音方法

构音的方法是指辅音的气流在口腔内是如何受到阻碍及如何除掉其阻碍。阻碍的方式有完全阻塞、部分阻塞或转由鼻腔逸出。汉语的构音方法可以分为：

- 塞音
- 擦音
- 塞擦音
- 鼻音
- 边音

◎ 塞音

塞音指的是气流自肺呼出，经过喉咙与声带进入口腔后，因两个口腔构音器官的闭合（上阻器官、下阻器官）同时软腭提升，气流全部阻塞，等两个构音器官打开（称之除阻），气流冲出，因此产生的爆裂（破）音。汉语的塞音有：b、p、m、d、t、n、g、k。

汉语塞音有三要点要注意：

同源辅音：汉语的 [p] 与 [p^h]、[t] 与 [t^h] 及 [k] 与 [k^h] 为三组的同源辅音，也就是说它们在口腔的受阻情况与舌头的构音位置都是一样的，只是前者为不送气音，后者为送气音。同样的，英语的 [p] 与 [b]、[t] 与 [d]、[k] 与 [g] 也是同源辅音，和汉语塞音一

构音方法 manner of articulation
塞音 stop
擦音 fricative
塞擦音 affricate
鼻音 nasal
边音 liquid

喉咙 throat
声带 vocal folds
口腔 oral cavity
构音器官 articulators
闭合 closure
上阻器官 upper articulator
下阻器官 lower articulatior
软腭提升 velar elevation
爆破音 plosive
b p [p^h]
p t [t^h]
g k [k^h]
m n 兀 [ŋ]

同源辅音 Cognate consonant

样，它们在口腔的受阻情况与舌头的构音位置都一样，只是在声带是否闭合（开关）产生摩擦震动，有清音、浊音之别，例如：[p]、[t]、[k] 是无声辅音（清音），[b]、[d]、[g] 是有声辅音（浊音）。

鼻音 / 鼻塞音 Nasal/Nasal stops
鼻腔 nasal cavity
腭咽闭锁 VP closure

鼻塞音：[p]、[pʰ]、[t]、[tʰ]、[k]、[kʰ] 与 [m]、[n]、[ŋ] 虽然同属塞音，但前者在发音时，通往鼻腔的通道是关闭的，也就是软腭提升，腭咽闭锁；而后者在口腔受到阻塞，但通往鼻腔的通道是敞开的。[m]、[n]、[ŋ] 除了被称为塞音，有时也被称为鼻音或鼻塞音。

声随鼻塞音 final nasal stop

声随鼻塞音：鼻塞音 [m]、[n]、[ŋ] 的 [ŋ] 为声随韵母，只能出现在韵尾，即韵母的主要元音后面，无法像其他辅音一样，出现在声母的位置。[m] 为双唇鼻塞音，只能出现在声母，不能出现在韵尾。[n] 为舌尖鼻塞音，既可出现在声母，又可出现在韵尾。

图 4.8 为塞音可出现在音节的位置（我们会在下个章节讨论音节）。

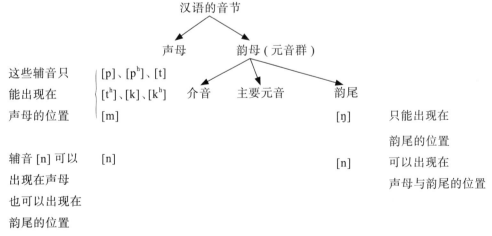

图 4.8　汉语的音节

◎ 擦音

擦音指的是气流自肺呼出，经过喉咙与声带进入口腔后，因两个口腔构音器官闭合，但尚留缝隙，气流由很窄的通道挤出而产生的摩擦音。汉语的擦音有：[f]、[s]、[ʂ]、[ʐ]、[ɕ]、[x]。

汉语擦音 [f]、[s]、[ʂ]、[ʐ]、[ɕ]、[x] 多为清音，也就是发这些声音时，声带无震动。只有 [ʐ] 为浊音，也就是发此音时，声带产生震动。

◎ 塞擦音

塞擦音为塞音与擦音的组合，指的是气流自肺呼出，经过喉咙与声带进入口腔后，气流在口腔先是完全阻塞，然后再以擦音的方式由很窄的通道挤出。汉语的塞擦音有 [ts]、[tsʰ]、[tʂ]、[tʂʰ]、[tɕ]、[tɕʰ]。和塞音一样，汉语的塞擦音也有三组同源辅音：z [ts] 与 c [tsʰ]；zh [tʂ] 与 ch [tʂʰ]；j [tɕ] 与 q [tɕʰ]。

◎ 鼻音

鼻音的发音方式与塞音非常接近，气流在口腔完全阻塞，唯一不同点是发塞音时，软腭提升，产生口内压力；而发鼻音时，软腭呈现休息状态（软腭垂下），气流从鼻腔逸出。气流在鼻腔产生鼻腔共鸣的鼻音特性。汉语鼻音有 [m]、[n] 及声随鼻音 [n]、[ŋ]，汉语鼻音都为浊音，声带震动。

◎ 边音

边音指的是气流从舌头两边流出所产生的声音。发汉语边音 [l] 时，声带震动，为浊音的边音。

清音 voiceless
浊音 voiced
擦音 fricative
f [f]
s [s]
sh [ʂ]
x [ɕ]
r [ʐ]
h [x]

塞擦音 affricates
z [ts]
c [tsʰ]
zh [tʂ]
ch [tʂʰ]
j [tɕ]
q [tɕʰ]

鼻音 nasal
m [m]
n [n]
ng [ŋ]

边音 liquid
l [l]

送气音 aspiration
不送气音 unaspiration
辨别语意 linguistic construct
清音 voiceless
浊音 voiced

（三）送气不送气

送气音与不送气音指的是气流送出的强弱。送气的气流比不送气的气流强。在前一章节，我们有提到 [p]&[pʰ]、[t]&[tʰ]、[k]&[kʰ] 为同源辅音，前者为不送气音，后者为送气音。在汉语系统内，送气与不送气是辨别语意的重要因素。汉语共有六组的送气不送气的音（表 4.5）。

> 送气音 aspiration
> 不送气音 unaspiration
> 辨别语意 linguistic constract
> 清音 voiceless
> 浊音 voiced

表 4.5　送气与不送气音

	不送气	送气		不送气	送气
塞音	b [p]	p [pʰ]	塞擦音	j [tɕ]	ｑ [tɕʰ]
	d [t]	t [tʰ]		zh [tʂ]	ch [tʂʰ]
	g [k]	k [kʰ]		z [ts]	c [tsʰ]

（四）有声无声（清浊）

有声与无声代表声带有无振动。汉语的辅音多数为无声声音。在汉语系统内，无声的辅音又称为清音；有声的辅音则称之为浊音（表 4.6）。

表 4.6　清音与浊音

构音方法	塞音		塞擦音		鼻音	边音	擦音	
声带振动	清	清	清	清	浊	浊	清	浊
气流	不送气	送气	不送气	送气				
双唇	b [p]	p [pʰ]			m [m]			
唇齿							f [f]	
舌尖前			z [ts]	c [tsʰ]			s [s]	
舌尖	d [t]	t [tʰ]			n [n]	l [l]		
舌尖后			zh [tʂ]	ch [tʂʰ]			sh [ʂ]	r [ʐ]
舌面			j [tɕ]	q [tɕʰ]			x [ɕ]	
舌根	g [k]	k [kʰ]			ng [ŋ]		h [x]	

最后，我们再使用表格来组织汉语的语音系统（表4.7）。这样的分法，会比单独记汉语拼音好的原因是：我们会更清楚知道我们背诵的音的位置、方法及送气的方式，因为它们均有规则可循（图4.9）。

表 4.7　构音位置与构音方法

方法 \ 位置		双唇	唇齿	舌尖前	舌尖	舌尖后	舌面	舌根
塞音	不送气	b [p]			t [t]			g [k]
	送气	p [pʰ]			t [tʰ]			k [kʰ]
擦音			f [f]	s [s]		sh [ʂ] r [ʐ]	x [ɕ]	h [x]
塞擦音	不送气			z [ts]		zh [tʂ]	j [tɕ]	
	送气			c [tsʰ]		ch [tʂʰ]	q [tɕʰ]	
鼻音		m [m]			n [n]			
边音					l [l]			

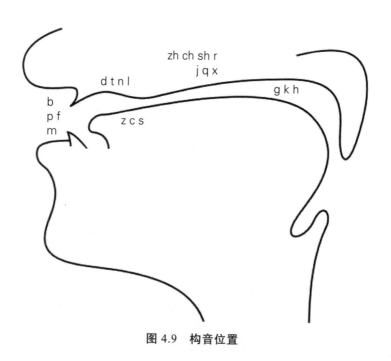

图 4.9　构音位置

四、音节

最后我们要讨论汉语的音节。音节是一个语音的单位。汉语中一个单词为一个音节，可以用一个中文汉字来表示。在听觉上，一字一音节是一个最容易分辨的语音片段。

汉语的音节，如果由一个音节构成的词汇我们称为单音节词，指的是这个词中，只有一个声母和一个韵母，韵母可以由一个元音群组成。元音群可以是下列组合（图4.10）：

- 主要元音
- 主要元音加韵尾
- 介音加主要元音
- 介音加主要元音加韵尾

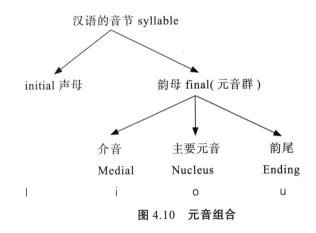

图 4.10　元音组合

主要元音为八个元音加空韵。主要元音加韵尾则成为上一节讲的复韵母与声随韵母（表4.8）。

表 4.8　韵母与声随韵母

复韵母	声随韵母
ai [aɪ]	an [an]
ei [eɪ]	en [ən]
ao [au]	ang [aŋ]
ou [ou]	eng [əŋ]

在汉语的韵母中，除了上节提到的复韵母与声随韵母的韵母，在主要元音前，我们还有一个音称之介音。介音指的是位于辅音与主要元音之间的过渡音。汉语共有三个介音：i、u 与 ü。

介音 medial

注意事项

1. 在汉语语音学中有提出四呼与结合韵。

汉字的字音有开口呼、齐齿呼、合口呼及撮口呼。

开口呼：只要字音不是用 i u ü 做介音或是 i u ü 做主要元音的，都称之开口呼。

齐齿呼：只要字音里有 i 作为介音或主要元音都称之齐齿呼。

合口呼：只要字音里有 u 作为介音或主要元音都称之合口呼。

撮口呼：只要字音里有 ü 作为介音或主要元音都称之撮口呼。

2. 汉语语音学的结合韵有22个。是由介音 i、u、ü 与主要元音及韵尾的组合。

齐齿呼有10个：ia（一ㄚ）、（一ㄛ）、ie（一ㄝ）、（一ㄞ）、iao（一ㄠ）、iou（一ㄡ）、ian（一ㄢ）、in（一ㄣ）、iang（一ㄤ）、ing（一ㄥ）。

「合口呼」有8个：ua（ㄨㄚ）、uo（ㄨㄛ）、uan（ㄨㄞ）、uei（ㄨㄟ）、uan（ㄨㄢ）、uen（ㄨㄣ）、uang（ㄨㄤ）、ueng/ong（ㄨㄥ）。

「撮口呼」有4个：üe（ㄩㄝ）、üan（ㄩㄢ）、ün（ㄩㄣ）、üeng（ㄩㄥ）。

五、重要的构音器官：舌头

舌头是我们重要的构音器官。不同的学者用不同的方法细分舌头，而我们依 Kent（1997）的言语科学教科书作为参考依据。至于汉语的舌头分法，则使用《语音学》（第 8 版）为参考依据。

舌尖	tongue tip
舌叶	tongue blade
舌面	dorsum front
舌背	dorsum back
舌根	tongue root
舌体	tongue body

Kent 把舌头分成（图 4.11）：

1. 舌尖
2. 舌叶
3. 舌面
4. 舌根
5. 舌体

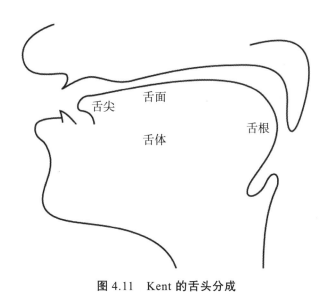

图 4.11　Kent 的舌头分成

这样的分法是以舌头和上阻的构音器官：齿龈、硬腭及软腭分划出来的。Kent（1997）的 tip 为舌尖，指的是舌头最前端。Blade 为舌叶，在齿龈下方。Dorsum 又分为前方的舌面与后方的舌背或舌后，硬腭下面的舌头属于前方，软腭下面的舌头属于后方，后为软腭下面的舌头部分。Root 为舌根，指的是咽部前方舌头的部分。

汉语拼音中的舌头分法则分成：

- 舌尖（又可细分成舌尖前与舌尖）
- 舌尖后
- 舌面前
- 舌面后

Kent（1997）的舌头分法与国音学的分法（图4.12）。

1. 国音学中的舌尖为Kent提到的舌叶，在齿背与齿龈下方的舌头部分。

2. 国音学中的舌尖后与舌面前均为Kent提到的舌面在硬腭下方的舌头部分。

3. 国音学中的舌面后为Kent提到的舌背或舌后。为软腭下面的舌头部分。

细分 division
舌尖 tongue tip
舌叶 tongue blade
舌面 tongue dorsum（front）
舌背或舌后 dorsum（back）
舌根 tongue root
舌体 tongue body
齿龈 alveolar ridge
硬腭 hard palate
软腭 velum
悬雍垂 uvula
咽部 pharyngeal cavity

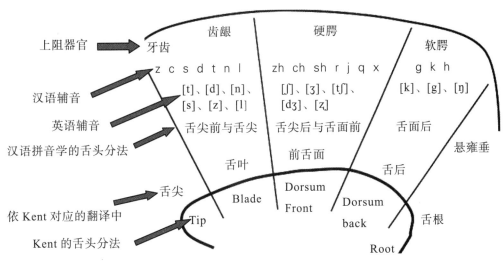

图4.12 Kent与汉语拼音的分法

舌头的分法如此细致复杂，令人困扰，其原因是英语与汉语各有自己的元音群，而元音群有各自的位置，因而形成汉语和外语在构音位置分类上的出入。表4.9依舌头分法、上阻的构音器官、音素、称呼呈现两者的同异处。

表4.9 Kent（1997）与国音学的舌头与上阻下阻的构音器官

构音器官	牙齿龈		硬腭		软腭		咽部
舌	舌叶		舌面		舌背		舌根
音素	[t]、[d]、[n]、[s]、[z]、[l]		[ʃ]、[ʒ]、[tʃ]、[dʒ]、[z]		[k]、[g]、[ŋ]		
音的称呼	alveolar sound		palatal sound		velum sound		
汉语拼音上阻器官	齿背	牙龈	硬腭		软腭		咽部
下阻器官	舌尖前	舌尖	舌尖后	舌面前	舌面后		
音素	z c s [ts]、[tsʰ]、[s]	d t n l [t]、[tʰ]、[n]、[l]	zh ch sh r [tʂ]、[tʂʰ] [ʂ]、[ʐ]	j q x [tɕ]、[tɕʰ]、[ɕ]	g k h ng [k]、[kʰ]、[x]、[ŋ]		
音的称呼	舌尖前音	舌尖音	舌尖后音	舌面前音	舌根音		

我们舌头为说话功能主要构音器官。依舌头肌肉收缩，我们的舌头可以形成不同形状，并移动至不同位置。舌头是由一群肌肉组成，主要分成舌内肌及舌外肌。内外肌与舌外肌的差别是舌内肌为舌头本身的肌肉，而舌外肌会和舌头外面的肌肉有所连接。

> 舌头形状 tongue shape
> 舌头移动 tongue movement
> 舌内肌 intrinsic tongue muscle
> 舌外肌 extrinsic tongue muscle

我们的舌内肌有：

> 舌上纵肌 superior longitudinal muscle
> 舌下纵肌 inferior longitudinal muscle
> 舌横肌 transverse muscle
> 舌垂直肌 vertical muscle

1. 舌上纵肌
2. 舌下纵肌
3. 舌横肌
4. 舌垂直肌

舌内肌的肌肉收缩会产生的不同舌头形状（图4.13）。

1. 舌上纵肌收缩可以使舌头往上翘。

2. 舌下纵肌收缩可以使舌头往下卷。

3. 舌横肌收缩可以使舌头变长。

4. 舌垂直肌可以使舌头变扁。

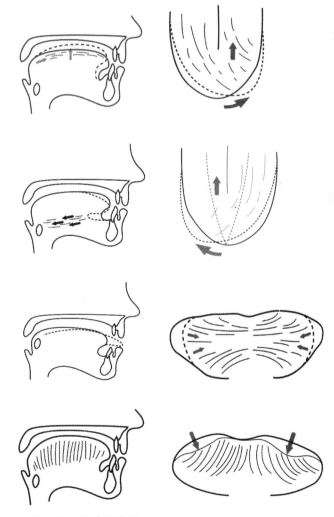

图 4.13　舌内肌收缩

舌外肌主要协助舌头的移动。我们的舌外肌有（图4.14）：

1. 颏舌肌或舌肌
2. 舌骨舌肌
3. 舌腭肌
4. 茎突舌肌

舌外肌 extrinsic tongue muscle
颏舌肌 genioglossus muscle
舌骨舌肌 hypglossus muscle
舌腭肌 palatoglossus muscle
茎突舌肌 styloglossus muscle

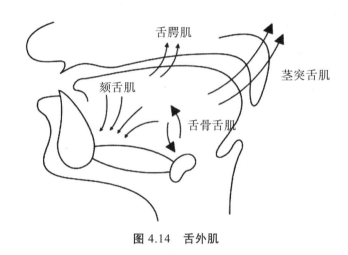

图4.14 舌外肌

1. 舌肌：主要构成大部分的舌头肌肉，其肌肉纤维成扇形。舌肌的肌肉纤维起源于下颌骨内侧，向外延伸至舌尖与舌根。舌肌可分前舌肌与后舌肌。肌肉收缩时，后舌肌会使舌头往前移动，并伸出舌尖，前舌肌会协助压低舌头，我们发前高舌面元音 i 时，即由此肌肉协助。

2. 舌骨舌肌：其肌肉起源于舌骨，插入至舌头下后方。主要功能为压低舌头及舌头往后移动。

3. 舌腭肌又称为腭舌肌。称其为舌腭肌时，肌肉源自舌头，插入至硬腭；称其为腭舌肌时，肌肉源自硬腭，插入至舌头。主要功能为提升舌头。

4. 茎突舌肌：其肌肉起源于颞骨茎突，插入至上舌头的侧缘。主要功能为肌肉收缩协助时舌头向上和向后移动。我们发后高舌面元音 u 时，即由此肌肉协助。

第 5 章

音韵学的理论
Phonological Theories

CHAPTER 5

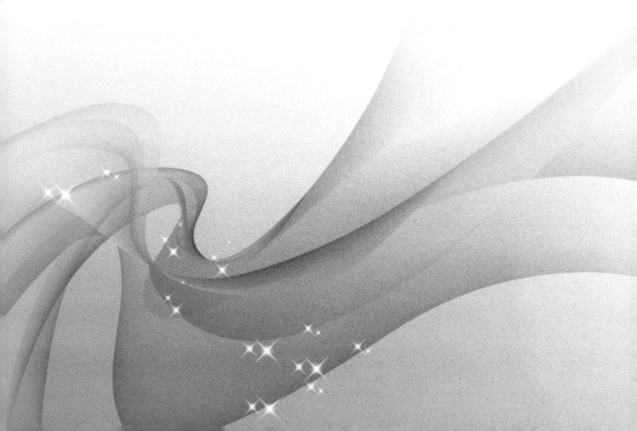

讨论完语音学，我们开始讨论音韵学的理论。音韵学的理论我们会学到：

音素理论（phonemic theory）

辨音特征理论（distinctive feature theory）

衍生音韵学理论（generative phonology）

自然音韵理论（natural phonology）

自主音段理论（autosegmental theory）

特征几何学理论（feature geometry）

优选理论（optimality theory）

> 音韵学 phonological theories
> 音韵学属性 common property
> 音段 segments
> 语音特征 features
> 表征层次 levels of representation
> 规则 rules

为什么要认识音韵学理论呢？因为这些理论主要是在探讨大脑如何呈现我们的语音系统。同时，我们希望这些音韵学理论可以解释儿童是如何学习他们的语音的。

在介绍音韵理论前，我们先来认识音韵理论的属性。多数音韵理论有四个主要属性：

音段

语音特征

表征层次

规则

◎ 音段

音段是我们说话声音的一个心理单位。我们听到的语音是连续的声音，但察觉到的是可以切割、分离、独立的声音，例：元音或辅音称之音段。

在心理语言学里，会假设连续的声音被接收时，可分割为一个独立的音段。将说话的最小声音单位称为音段，属于心理语言学的一个单位。在音韵学里，语音可视为有意义的声音，可称之为音素，属于语音学的一个单位。

◎ 语音特征

每个音段都有其特征，这些特征取自这些音段的语音声学分析结果。我们会在辨音特征理论的章节详细的介绍语音特征。

◎ 表征层次

每个音段至少有两个层次：一个为大脑的内在层次；另一个为外在层次。我们会在衍生语音学理论的章节详细的介绍这两个层次。

◎ 规则

音段有不同层次，主要是透过音韵规则形成。原本的内在层次，透过规则产出外在层次。笔者会在自然音韵理论的章节详细的介绍音韵规则。

一、音韵学理论

（一）音韵理论

我们最早期的音韵学理论是 19 世纪的音素学理论。音素学理论强调的是一个语言的语音系统有什么音素，也就是把语言音韵的成分解释清楚。其主要目的为建立音素的定义与概念，同时也探讨语音的组合法（表 5.1）。

> 音韵理论 Phonemic Theory
> 语音组合法 phonotactics

每个语言都有其语音组合的规则，也就是说，有固定的组合法而非任意的组合。

表 5.1 汉语的音韵与音节结构

依音素学理论，汉语的核心有音素及其音节结构
汉语的音素
元音：8 个元音与一个空韵
辅音：21 个声母加 1 个零声母
复韵母：4 个
鼻韵母：4 个
汉语的音节结构（语音组合规则）
1. 声母 + 主要元音 CV、ØV
2. 声母 + 主要元音 + 韵尾 CVV、CVN、ØVV、ØVN
3. 声母 + 介音 + 主要元音 CVV、ØVV
4. 声母 + 介音 + 主要元音 + 韵尾 CVVV、CVVN、ØVVV、ØVVN

（二）区别特征理论

语音特征理论（辨音成分）由布拉格学派在 1950 年代提出。当时的 Jakobson、Fant 及 Halle（1952）提出了一个用系统的方式来说明每个音素的辨音成分。他们利用语音声学的频谱图找出 12 个声学特征，并使用二元系统（＋/－）来说明这些特征存在与否。

> 布拉格学派 Prague School
> 频谱图 spectrogram
> 声学特征 acoustic features
> 二元系统 binary system

语音可依发音的方式分成三类：

1. 主要音组特征（major class features）
2. 发声特征（laryngeal features）
3. 发音方法特征（manner of articulation）
4. 发音位置特征（place of articulation）

主要音组可分元音组与辅音组，其特征见表 5.2。

（＋/－）音节性（syllabic）
（＋/－）响音性（sonorant）
（＋/－）辅音性（consonantal）

表 5.2 元音组与辅音组的语音特征

元音	鼻音	边音	擦音	塞擦音	塞音
+ syllabic	- syllabic				
- consonantal	+ consonantal				
+ sonorant			- sonorant		

发声包括声带振动情况与气流的强弱，其特征有：

（+/-）有声（voiced）

（+/-）扩展声门（spread glottis）用于送气（+sg）与不送气（-sg）

发音方法用于共鸣及除阻的情形，其特征有：

（+/-）延续性（continuant）

（+/-）鼻音性（nasal）

（+/-）边音性（lateral）

（+/-）粗擦性（strident）

（+/-）延迟释放性（delayed release）

发音位置用于阻碍位置，其特征有：

（+/-）唇音（labial）

（+/-）腭龈前性（anterior）

（+/-）舌叶性（coronal）

（+/-）后（back）

（+/-）高（high）

元音的特征有：

（+/-）高（high）

（+/-）低（low）

（+/-）后（back）

（+/-）圆唇性（round）

（+/-）卷舌性（retroflex）

元音的特征如表 5.3。

表 5.3　韵母的特征

辨音成分 \ 音段	i	u	ü	a	o	e	ê	儿	帀
高（high）	+	+	+	−	−	−	−	−	+
低（low）	−	−	−	+	−	−	−	−	−
后（back）	−	+	−	+	+	−	−	−	−
圆唇性（round）	−	+	+	−	+	−	−	−	−
卷舌性（retroflex）	−	−	−	−	−	−	−	+	−

辅音的特征如表 5.4。

表 5.4　声母的特征

辨音成分 \ 音段	b	p	m	f	d	t	n	l	g	k	h	j	q	x	zh	ch	sh	r	z	c	s
音节性	−	−	−	−	−	−	−	−	−	−	−	−	−	−	−	−	−	−	−	−	−
子音性	+	+	+	+	+	+	+	+	+	+	+	+	+	+	+	+	+	+	+	+	+
响音性	−	−	+	−	−	−	+	+	−	−	−	−	−	−	−	−	−	+	−	−	−
延续性	−	−	−	+	−	−	−	+	−	−	+	−	−	+	−	−	+	+	−	−	+
鼻音性	−	−	+	−	−	−	+	−	−	−	−	−	−	−	−	−	−	−	−	−	−
边音性	−	−	−	−	−	−	−	+	−	−	−	−	−	−	−	−	−	−	−	−	−
*延迟释放性	−	−			−	−			−	−		+	+		+	+			+	+	
唇音	+	+	+	+	−	−	−	−	−	−	−	−	−	−	−	−	−	−	−	−	−
腭龈前性	+	+	+	+	+	+	+	+	−	−	−	−	−	−	−	−	−	−	+	+	+
舌叶性	−	−	−	−	+	+	+	+	−	−	−	+	+	+	+	+	+	+	+	+	+
粗擦性	−	−	−	−	−	−	−	−	−	−	−	+	+	+	+	+	+	+	+	+	+
后	−	−	−	−	−	−	−	−	+	+	+	−	−	−	−	−	−	−	−	−	−
**高	−	−	−	−	−	−	−	−	−	−	−	+	+	+	+	+	+	+	−	−	−

* 延迟释放性：适用于塞音与塞擦音
** 高：指的是使用接近软硬腭的舌面构音器官

辨音特征理论的核心有两个：一个是我们上节提到的语音特征；另一个是我们的标记理论。相对于一般常见的语音特征，标记理论认为只需

> 标记理论 Markedness theory
> 自然性 naturalness
> 标记性 markedness

要标记较难或不寻常的特征，其他较自然、常规的特征就无需标记，例如：元音本身就有响音性，就不用再标记"+sonorant"。再者，多数子音为非鼻腔共鸣就无需再标记"-nasal"，除非是鼻塞音 [m]、[n]、[ŋ]，我们才会特别标记。故在标记理论可分自然性与标记性。

自然性为无需标记的语音，在发音上是较简单、较早发展与较高频的声音。标记性为需标记的语音，在发音上是较复杂、困难或频率较低的声音。

Sloat、Taylor 与 Hoard（1978）对英语的语音标记如表 5.5。

表 5.5 英语的语音标记

较标记	较自然
有声的阻塞音	无声的阻塞音
有响音性的子音	有阻塞性的子音
擦音	塞音
塞擦音	擦音
	[n] 为最自然的鼻音
	前低元音 [æ] 为最自然的元音
	CV 为最少标记

二、衍生音韵学理论

衍生音韵学理论由 Noam Chomsky 提出。衍生语音学理论主要讨论人类的语音系统及其正确的表征。

> 衍生音韵学理论 generative phonology
> 注记的音韵规则 notation for phonological rule

这个理论除了在前章节提到的音段与语音的特征之外,更是强调表征层次与音韵规则。在衍生音韵学理论中,每个音段至少有两个表征层次:一为大脑的内在层次,二为外在层次。内在层次因透过音韵规则而形成外在层次。

在衍生音韵学理论,有注记的音韵规则需要学习与解读(表 5.6,表 5.7)。

表 5.6　音韵规则之注记

注记的语音规则	解读
A → B/#__	在词首 A 变成 B
A → B/__#	在词尾 A 变成 B
A → B/V__V	在两个元音间 A 变成 B
A → [+nasal]/C[+nasal]__V	在鼻音子音后及元音前 A 变成鼻音化

表 5.7　比较常见的注记

注记	中文	英文
/	语境	in the environment
→	变成	become
__	变更音段的位置	the location of the changed segment
#__	在词首	word initial
__#	在词尾	word final
V__V	在两个元音间	Intervocalically
Ø	零音段	deletion of a segment
C	辅音音段	consonant segment
V	元音音段	vowel segment
( )	可选的	optional

自然音韵理论

自然音韵理论由 Stampe（1969）提出，反映出儿童与生俱来的语音规则。儿童在学习语音时，因受限于生理的限制，无法发展与掌握成人的语音系统，故其语音系统以规律的简化形式呈现。随着时间的推展，儿童在成长中不断修改并学习如何去抑制这些音韵历程，最后发展出成熟的语音系统。

省略 omission
同化 assimilation
元音弱化 vowel reduction
音节省略 syllable reduction
限制 limitation
有序 ordering
抑制 suppression

儿童的简化音韵历程可包含省略历程、同化历程、元音弱化历程及音节省略历程。示例见表 5.8。

表 5.8　自然音韵理论的音韵历程

自然音韵理论的历程	例子
省略历程	姐姐（jiē jie）→ 也也（yě ye）
同化历程	踢（ti）皮球 → 披（pi）皮球
元音弱化历程	芋头（yu tou）→ yu to
音节省略历程	妈妈的鞋子 → 妈妈鞋子　省略"的"

自主音段理论

自主音段理论为自然阶层关系的理论，最早由 Goldsmith（1976）提出。在 1970 年代，有些音韵学家认为音韵的整体结构并非线性的现象，而是由一些层面组成。

自主音段理论有两个主要阶层：韵律阶层及音段阶层。韵律阶层为词汇及其结构的阶层，包含词汇层、音步层、音节层、声韵层、骨架层、音段层。音段阶层为音段及其语音特征的阶层，包含根节点、喉节点及位置节点。这些代表什么意思？我们以"妈妈"为例来说明（表 5.9，表 5.10）。

> 自主音段理论 autosegmental theory
> 阶层 tier
> 韵律阶层 prosodic tier
> 音段阶层 segmental tier
> 词汇层 word tier
> 音步层 foot tier

表 5.9 自主音段理论的两个主要阶层

"妈妈"的韵律阶层				音段阶层		
词汇层	妈妈（CV CV）			音段层	根节点	
音步层	音步					
音节层	重音节 [ma]		轻音节 [ma]	喉节点 上喉节点 [son] [cons] [cont] [nasal]		
声韵层	声母 [m]	韵母 [a]	声母 [m] 韵母 [a]	[vd] [sg]	位置节点	
骨架层	辅音	元音	辅音 元音	唇音性(Labial)	舌尖性(Coronal)	舌背性(Dorsal)
音段层	根节 [m]	根节 [a]	根节 根节 [m] [a]	[圆唇]	[腭龈前] [分散]	[高] [低] [后]

注意事项

对自主音段理论有兴趣的同学可以参考：

1. Goldsmith J A, 1990. Autosegmental and metrical phonology. Oxford: Backwell pub.

2. Bernhardt B, Stoel-Gammon C, 1994. Nonlinear phonology: Introduction & clinical application. Journal of Speech and Hearing Research, 37: 123-143.

表 5.10　自主音段理论的音段与根节点、喉节点及位置节点

音段	根节点	喉节点*	位置节点
b ㄅ [p]	[+ cons]		Labial
p ㄆ [p^h]	[+ cons]	[+sg]	Labial
m ㄇ [m]	[+ cons][+nasal]		Labial
f ㄈ [f]	[+ cons][+cont]		Labial
d ㄉ [t]	[+ cons]		
t ㄊ [t^h]	[+ cons]	[+sg]	
n ㄋ [n]	[+ cons][+nasal]		
l ㄌ [l]	[+ cons][+son]		
g ㄍ [k]	[+ cons]		Dorsal
k ㄎ [k^h]	[+ cons]	[+sg]	Dorsal
h ㄏ [x]	[+ cons] [+cont]		Dorsal
j ㄐ [tɕ]	[+ cons] [-cont] [+cont]		Coronal
q ㄑ [$tɕ^h$]	[+ cons] [-cont] [+cont]	[+sg]	Coronal
x ㄒ [ɕ]	[+ cons] [+cont]		Coronal
zh ㄓ [tʂ]	[+ cons] [-cont] [+cont]		Coronal
ch c ㄔ [$tʂ^h$]	[+ cons] [-cont] [+cont]	[+sg]	Coronal
sh ㄕ [ʂ]	[+ cons] [+cont]		Coronal
r ㄖ [ʐ]	[+ cons] [-son]		
z ㄗ [ts]	[+ cons] [-cont] [+cont]		
c ㄘ [ts^h]	[+ cons] [-cont] [+cont]	[+sg]	
s ㄙ [s]	[+ cons] [+cont]		

* 根据 Marked Theory，在喉节点，无声子音较有声子音自然，故不需标记出来。汉语的子音多为无声子音，故不需标记，再者，有音节性、响音性与鼻音性的音都为有声子音，故也不需标记出来，所以在汉语喉节点没有特别被标记的 [+voice]。

我们用"妈妈"的"妈"[ma] 作为例子，探讨 2 岁儿童把"妈"说成"ɑ"在不同理论的呈现方式（表 5.11 与表 5.12）。

表 5.11 "妈"的（ㄇㄚ[ma]）例子

音素理论、辨音特征理论、衍生语音学理论、自然音韵理论（我们需要知道「妈」与「ㄚ」的音段、语音特征、表征层次、规则）			
内在表征	[m] [+nasal] [+cons] [+son] [+labial] [+ant] [-cor]		[a] [+son] [+cons] [-hi] [+low] [-bk]
外在表征	Ø		[a] [+son] [+cons] [-hi] [+low] [-bk]
规则 /m/ → Ø/#__ 音韵历程：鼻塞声母省略历程			

表 5.12 "妈"的音段阶层

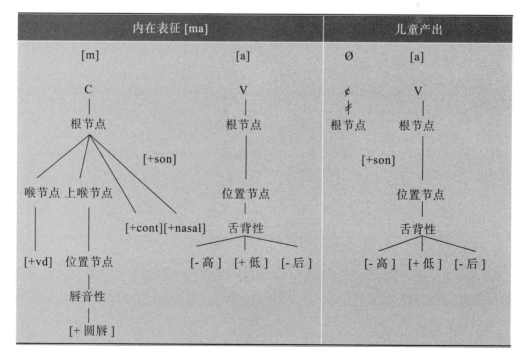

优选理论

优选理论是由 Prince & Smolensky（1993）提出。优选理论对于语音表征层次的看法与之前理论所提的表征层次与规则关系有所不同。优选理论是以标记制约与忠实制约为表征层次的基本条件。标记制约为语音产生的制约，而忠实制约为禁止违反语言规则而遭保留其语音特征的制约。

> 优选理论 optimality theory
> 标记制约 markedness constraints
> 忠实制约 faithfulness constraints
> 输入表征 input representation
> 输出表征 output representation
> 排序 ranking

表层的语音结构是依排序后的标记制约及忠实制约"筛选"而得的最佳选择。之前提到的内在表征，在优选理论为输入表征；外在表征为输出表征，而输出表征是输入表征经过标记制约与忠实制约的结果。我们用"妈"的示意图 5.1 为例子说明。

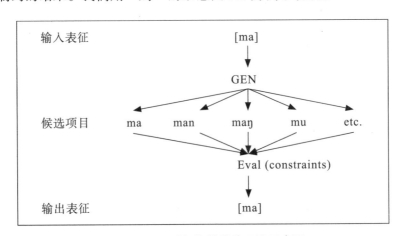

图 5.1　词汇"妈"的优选理论示意图

GEN：可使输入产生一系列可能输出的项目，称为候选项目。constraints：制约用以决定候选项目。
EVAL：根据制约选出最佳候选项目，称为输出（output）

> **注意事项**
>
> 对优选理论有兴趣的同学可以参考：
>
> Barlow J A, Gierut J A, 1999. Optimality theory in phonological acquisition. Journal of speech, language, and hearing research. 42: 1482-1498.

语音理论的选择

在临床上,我们有不少的构音/音韵的理论,语言治疗师李明纯(2014)把这些理论与其重点与特色整理成表 5.13。

个别差异 individual differences
指标 index
简约 parsimony

表 5.13　由李明纯(2014)整理的构音/音韵理论

形态	音韵理论	重点与特色
传统(traditional)	音素理论	二元系统(+/-)
	辨音特征理论	标记理论(Markedness theory)
线性(linear)	衍生语音学理论	注记的语音规则(notation for phonological rule)
	自然音韵理论	
非线性(non-linear)	自主音段理论	阶层(tier)
	特征几何学理论	
新动向(new trend)	优选理论	制约与排序

要如何选择适合儿童构音/音韵的理论呢?我们可以考虑的点为:

1. 这个理论是否顾及儿童的构音/音韵发展?
2. 这个理论是否考虑儿童的个别差异?
3. 这个理论是否可符合儿童的构音/音韵发展变化?
4. 这个理论是否可协助治疗方案?
5. 这个理论是否与观察到的事件或行为吻合?
6. 这个理论是否提供疾病的严重程度的指标?
7. 这个理论是否简约?

我们选择适合儿童构音/音韵理论的最终目的是提供个案有疗效的治疗理论依据。在第 8 章,我们会再讨论治疗的疗效。

第 6 章
语音与音韵发展
Development of Sound System

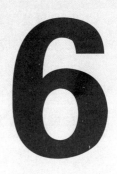

这个章节我们要讨论儿童如何习得言语及言语发展的过程。Owens（2005）指出一些发展的观点：

1. 发展是可预测性的。
2. 发展有其里程碑。
3. 发展是需要机会。
4. 发展是有阶段、时效的。
5. 发展是个别化的。

我们可以预测儿童什么阶段会发展出怎样的语音，这个发展是非线性的，有的快，有的慢，每个阶段要发展的音不同，且具有个别差异。更重要的是我们要提供儿童足够的学习机会以促进言语发展。

习得言语	speech acquisition
言语	speech production
言语发展	speech development
可预测性	predictability
里程碑	milestone
机会	opportunity
阶段、时效的	phase periods
语音发展	repertoire
语言前期	prelinguistic stages
语音广度	phonetic inventory
音素广度	phonemic inventory
音韵意识	phonological awareness

我们可以将儿童整体的语音／音韵发展切割成不同时期：

0 至 1 岁的语言前期；

1 至 2 岁的早期发展的音；

2 至 3 岁的语音广度的发展；

4 岁与 4 岁后的音素广度的发展；

5 岁后晚期发展的音及学龄的音韵意识发展。

0 至 1 岁的语言前期

语言前期指的是儿童未发展出语言的时期。但这个时期却是奠定语言基础的重要阶段。Stark（1986）把语言前期再细分为五个时期（表6.1）。

表6.1　Stark（1986）的五个语言前期时期

时期	内容
第一期 发声期 （phonation stage）	出生至2个月 反射性的声音，如：哭声、咳嗽声、打喷嚏的声音、呼噜声、打嗝声
第二期 咕咕声期 （cooing or gooing stage）	2个月至4个月 愉快时会发出咕咕的声音，很接近汉语的 g g k k。
第三期 玩声音期 （vocal play stage）	4个月至6个月 发出的声音很像我们语言的元音与辅音，主要是舌头位置比较多元：指的是舌头的高低、前后位置。这个时期也常出现玩声音的现象，如呸声、咂舌声、尖叫、咆哮、大小叫声。
第四期 牙牙学语期 （canonical babble）	6个月至10个月 真的牙牙学语，包含：重复的辅音+元音，如：da da da da、ba ba ba ba等。
第五期 语调（乱码）期 （jargon stage）	10个月至12个月 这个时候，婴儿可以发出一连串的声音，包含：高低声调、停顿及押韵。此时连串的声音听起来类似大人们的言谈，但再细听时，却听不出任何词汇，只有类似人类说话的语调。

牙牙学语期在声音发展非常重要，因为此期的声音接近将来发展的语音。牙牙学语期阶段如何与第三期的声音做切割呢？牙牙学语期所发出的音有几个声音特征与前几期的声音不一样。

（1）元音听起来比声母大声。

（2）如果是元音的声音，其声音是完整的元音。

（3）如果是一个音节的声音，音节内至少有一个声母的声音。

（4）声母移动至元音的声音是顺畅的（25~140ms）。

（5）音节连接下个音节的时间是适当的（100~500ms）。

（6）音节内声音的音强不会有太大的改变（30dB）。

（7）音节之间语调的改变是合适的。

在前语言期有 3 个重要的议题：

（1）每个儿童是不是都会发出牙牙学语的声音？

（2）前语言期之后，下个发展是什么？

（3）是否有语言共通性？

议题 1：每个儿童是不是都会发出牙牙学语的声音？

Mitchell（1997）做了这样的研究：找一些不同类别的儿童探讨他们牙牙学语的发展，结论如下（表 6.2）。

表 6.2　不同类别儿童的牙牙学语的发展

能力	认知能力	听觉能力	语言能力	构音器官	牙牙学语
正常发展儿童	+	+	+	+	√
唐氏综合征儿童	−	+	−	+	√
气切儿童	+	+	+	−	×
听障儿童	+	−	+	+	×

回顾 Mitchell（1997）的文献，我们得出以下的结论：要发展牙牙学语的能力需要有好的听觉能力与构音器官；而认知能力与语言能力可能较不影响牙牙学语的发展。

议题2：然后呢？前语言期后的发展是什么？

有两种说法，一种是中断假设，另一个为连续假设。中断假设是由Jakobson（1968）语言大师提出，他认为儿童在牙牙学语结束时有一段沉默期才进入语言期，但多数语言学家持反对意见，认为没有所谓的沉默期。

> 中断假设 discontinuity hypothesis
> 连续假设 continuity hypothesis
> 沉默期 silent period
> 第一个词汇 the first word
> 选择性加强 selective reinforcement

Oller（1980）认为儿童的牙牙学语时所发展的音不是随机的，而是有系统的。儿童的第一个词汇和牙牙学语的后期行为很接近，而在过渡期时，牙牙学语的音也可能转变成儿童的第一个词汇，Oller称此为"连续假设"，也就是婴儿可以发出全部的声音，但经由家长选择性地加强他们母语的声音；但也有研究者不认同，因为婴儿在牙牙学语时，并不会发出全部的声音，也不一定选择经由家长加强的声音。

议题3：语音是否有世界共通性？

对于这个时期，有不少科学家对婴幼儿可以快速习得人的语言深感兴趣，尤其是婴幼儿如何解码？语言为符号系统，当婴幼儿接触语言时，听到的是一连串的音，这些音进入婴幼儿大脑时，是如何被切割成有语意、可以理解的成分呢？在统计学习理论里，人类婴幼儿有能力在他的周遭环境提取有规律的声音。我们称此能力为破解语码（Kuhl, 2004）。因为语言的共通性，每位婴儿出生时都可习得人类的声音。婴儿根据周遭语音的刺激与其具备的统计学习能力，逐渐发展他的母语及这个母语的独特语音（图6.1）。

> 破解语码 break the code/cracking the speech code
> 语言共通性 language universal
> 语言独特性 language specific

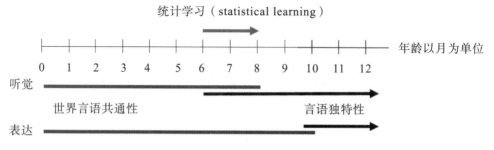

图 6.1 婴幼儿的语音发展

> **注意事项**
>
> 对议题有兴趣的同学可以参考：
>
> 1. Mitchell P R, 1997. Prelinguistic vocal development: A clinical primer Contemporary issues in communication science and disorders. 24: 87–92.
>
> 2. Kuhl P K, 2004. Early language acquisition: Cracking the speech code. Nature Review Neuroscience. 5: 831–843.

牙牙学语至语音发展的过渡期

在 9 到 18 个月时，婴儿会发展出我们称之为语词的雏形或口语雏形。其语音特征为接近牙牙学语后期的音或早期发展语汇的声音。

过渡期 transition period
语词的雏形 protoword
口语雏形 vocable

1 至 2 岁的早期发展的音

过渡期之后，很快进入第 50 词汇期（first fifty words）。儿童在 18 个月至 24 个月发展出第 50 词汇期，至于是哪 50 个，就依儿童的成长环境而定。

Stoel-Gammon（1991）提到 18 个月至 24 个月时，不同儿童发展的差异性很大，

有些儿童快，有些儿童慢（表 6.3）。

第 50 词汇期 first fifty words
语音广度 phonetic inventory
长期性的研究 longitudinal study
词首 word initial
词尾 word final

表 6.3　儿童的词汇发展

18 个月	约 16% 的儿童其词汇量发展还是很少
24 个月	约 84% 的儿童其词汇发展多于 50 个
30 个月	约 84% 的儿童已发展出 450 个词汇

除了词汇发展，学者们也关心语音的发展，Stoel-Gammon 学者（1985）做了一个经典的长期性研究，探讨 15 至 24 个月儿童的语音广度，于 15、18、24 个月定期纪录儿童的言语样本。如表 6.4。

表 6.4　儿童的语音广度发展

时间	在词首	在词尾
15 个月	b d h	
18 个月	b d h m n w	t
21 个月	b d h m n t	t n
24 个月	b t d k g m n h w f s	p t k n r s

注意事项

对语音广度有兴趣的同学可以参考：

Stoel-Gammon, C.（1985）. Phonetic inventories 15-24 months：A longitudinal study. Journal of Speech and Hearing Research, 28, 505-512.

表 6.5 是 Stoel-Gammon 的基本言语样本，我们如何分析这些言语样本呢？

表 6.5　如何分析 Stoel-Gammon 的言语样本

根据 Carol Stoel-Gammon（1985）言语样本；我们如何分析
1. 先比数字。 在词首　　　　　　　　　　　　　在词尾 15 个月发展 3 个音；　　　　　　　0 个音 18 个月 6 个音；　　　　　　　　　1 个音 21 个月 6 个音；　　　　　　　　　2 个音 24 个月 11 个音；　　　　　　　　6 个音 我们可以对 Stoel-Gammon 儿童们下这样的结论： （1）年龄越大，发展的音越多。 （2）词首的音比词尾的音发展得早。
2. 接下来看音的内容，包含发展出什么音？其特征为何？是否观察到一些规则？

15 个月	[b] 塞音、有声、前面位置 [d] 塞音、有声、前面位置 [h] 擦音、有声、后面位置
18 个月	[b] [d] 塞音、有声、前面位置 [h] 擦音、有声、后面位置 [n] [m] 塞音、鼻音、有声、前面位置 [w] 滑音
21 个月	[t] 塞音、无声、前面位置
24 个月	[k] [g] 塞音、后面位置 [f] [s] 擦音无声、前面位置

当我们有系统地把言语样本分析好，就可下一些结论：
（1）先发展塞音、鼻音、滑音，后发展擦音
（2）先发展前置音，后发展后置音

3. 注意事项：在这里 [h] 音会是个困扰。因为它是先发展前置音、后发展后置音规则的例外，那我们可以如何处理呢？
（1）我们可以以极少数服从大多数的方式处理。也就是规则还是先发展前置音、后发展后置音，但因为 [h] 在构音上是比较简单的音，所以比较早发展。
（2）再去分析更多儿童的语音看是否有相同现象。

2 至 3 岁的语音广度的发展

在 2 至 3 岁儿童语音发展中，绝大部分的 2 岁儿童已发展元音，3 岁时大部分的儿童已有稳定的元音系统。在汉语韵音的发展也包含汉语的复合元音及声随韵母。

语音广度 phonetic inventory
音素广度 phonemic inventory
正确的音 accurate sound production
语音发展 repertoire

在 2 至 3 岁时，大部分的儿童也发展出汉语的声调，先发展一声与四声，再发展二声与三声。

在声母方面，观察的是儿童语音的广度，语音广度指的是儿童能说出什么音，也就是不管这个音说得是否正确，主要关心的是儿童发展出什么语音。表 6.6 是一位 2 岁（24 个月）的儿童言语样本。

表 6.6　2 岁（24 个月）的儿童言语样本

2 岁（24 个月）的儿童言语样本
1. 爸爸 [pa pa]（ba ba）
2. 拍拍 [pai pai]（bai bai）
3. 怕怕 [pa pa]（ba ba）
4. 哥哥 [tɤ tɤ]（de de）
儿童的语音广度或语音发展为：
1. 4 个元音 a [a]、a i [ai]、i [i]、e [ɤ]
2. 2 个子音 b [p]、d [t]
儿童未发展的 t [pʰ]、g [k] 不会是需要担心的议题。

在一般家长的眼中，这是 2 岁刚学会讲话的孩子，家长很高兴自己的小宝宝开始学讲话了；这是一个令人喜悦的阶段。家长关心与高兴的点是自己的孩子可以说出什么音，不管这个音是否正确。

注意事项

对汉语的声调有兴趣的同学可以参考

Li C N, Thompson S A, 1989. Mandarin Chinese: A functional reference grammar. USA: University of California.

4 岁与 4 岁后的音素广度的发展

等儿童的年龄更大一点，大家的焦点可能开始改变，家长开始在意音素的广度，也就是儿童说的音是否正确。家长初期的焦虑可能来自儿童学讲话已经很久了，为什么这些音还说不清楚？

语音广度与儿童后来发展的音素广度两者有何不同？语音广度是指儿童能说出什么音，不管这个音说得是否正确；而音素广度指的是儿童能说出什么正确的音，不会因为说出不正确的音产生语言困扰。我们来看看以下一位 4；8 岁儿童的言语样本（表 6.7）。

表 6.7　儿童言语样本

4；8 岁儿童的言语样本
1. 爸爸 [pa pa]（ba ba）
2. 拍拍 [pai pai]（bai bai）
3. 怕怕 [pa pa]（ba ba）
4. 姑姑 [ku ku]（gu gu）
5. 哭哭 [ku ku]（gu gu）
6. 裤裤 [ku ku]（gu gu）
7. 开开 [kai kai]（gai gai）
儿童的音素广度或语音发展为： 1. 3 个元音 ɑ [a]、ɑ i [ai]、u [u] 2. 2 个子音 b [p]、g [k]
依现有的言语样本，我们不只关心儿童已经发展的音素 b [p]、g [k]、ɑ [a]、ɑ i [ai]、u [u]，也关心儿童未发展的音素，p [pʰ]、k [kʰ]。

我们如何描述这个音素的发展？我们可以用不同的方式来说明这位儿童的音素的发展或其构音问题（表 6.8）。

表 6.8　儿童的音素发展或其构音问题

	儿童的能力与构音问题	我们观察到的现象
1.	儿童已发展出：3 个元音 [a]、[ai]、[u] 及 2 个辅音 [p] 与 [k]	看到儿童的优势，会的语音
2.	儿童不会发 [pʰ] 与 [kʰ]	单纯描述观察到的现象，描述儿童不会的音
3.	儿童不会送气音 [pʰ] 与 [kʰ]	多一点描述，观察到送气是 [pʰ] 与 [kʰ] 的语音特征
4.	儿童 4 岁了，不会送气音 [pʰ] 与 [kʰ]	把年龄加进来，我们需要先了解汉语语音的里程碑，以判断 4 岁儿童是否应该发展出送气音 [pʰ] 与 [kʰ]
5.	儿童的送气音 [pʰ] 由不送气音 [p] 替代；送气音 [kʰ] 由不送气音 [k] 替代	除了观察到儿童不会送气音 [pʰ] 与 [kʰ] 外，也发现儿童会使用替代的方法或策略去解决不会的送气音，也就是儿童语音的错误类型。 语音的错误类型可包了四种：替代、省略、赘加及扭曲。
6.	儿童的送气音有不送气音化的现象或不送气音化的音韵规则；例如 [pʰ] → [p]、[kʰ] → [k]	观察到儿童有规律的错误（error pattern），这些规律的错误称为音韵规则或音韵历程。

第 5 点与第 6 点的描述最大的不同点在于，第 5 点陈述的是一个音的错误类型，例如：[p] 被取代，重视的是一个音怎么了？第 6 点说明的则是一个音韵历程，有规则的改变，重视的不是一个音怎么了，而是一个音原本在大脑的内在表征是透过什么音韵历程产生外在表征，重视的是规则是什么？

我们再来描述以下的构音问题（表 6.9）。因为关心的方向不同，可依儿童的语音特征或错误类型或音韵规则或音韵历程描述。

表 6.9 构音问题

儿童言语样本	语音特征	错误类型	音韵规则	音韵历程
爸爸→阿阿 不要→物要	零声母	省略	C → Ø	声母省略 b 没了
兔子→肚子 太阳→代阳	[-aspiration]	替代	[+sg] → [-sg] or [+asp] → [-asp]	不送气音化
兔子→裤子 糖果→扛果	[+back]	替代	[+ant] [-ant] [+cor] [-cor] 或 $[t^h] → [k^h]$	舌根音化
草莓→倒霉	[-continual] [-aspiration]	替代	[-con] [+con] [+asp] [-asp] 或 $[ts^h] → [t]$	c 塞擦音由 d 塞音替代
大象→大将	[-continual]	替代	[+con] → [-con] 或 [ɕ] → [tɕ]	d 擦音由 j 塞擦音替代
姑姑→嘟嘟	[+ant] [+cor]	替代	[-ant] [+ant] [-cor] [+cor] 或 [k] → [t]	前面的音替代后面的音
三→撒	无声随韵母	简化	N → Ø/V __ #	声随简化 鼻塞音没了
猫→ [maok^h] 包→ [paot^h]	[-continual] [+aspiration]	赘加	Ø → C/V __ # | [-cont] [+asp]	增加了塞音声随

根据 1 岁开始早期发展的音到 2 岁至 3 岁的语音广度及 4 岁后的音素广度，我们可以知道不同语音有各自的发展历程。外国有很多学者做发展性的研究，早期研究有 Templin（1957）以及 Sander（1972）的研究。汉语的语音发展性研究如下（表 6.10）：

> 语音广度 phonetic inventory
> 音素广度 phonemic inventory

表 6.10　汉语音韵发展

	王南梅等人（1984）	张正芬钟玉梅（1986）	林宝贵林美秀（2003）	郑静宜等人（2003）	Hua & Dodd（2000）		卓士杰（2008）	
标准	75%	75%	90%	70%	75%	90%	75%	90%
取样方式	仿说	仿说	仿说	命名	命名	命名	句子与命名	句子与命名
b [p]	3 以前	3 以前	3 以前	2.5	2;1-2;6	2;7-3	3 以前	3
p [pʰ]	3 以前	3 以前	3 以前	5	2;1-2;6	3;7-4	3	4
m [m]	3 以前	3 以前	3 以前	3	1;6-2	1;6-2	3 以前	3
f [f]	3.5	3.5~4.5	5~5.5	4	2;7-3	2;7-3	3.5	4.5
d [t]	3 以前	3 以前	3~3.5	3	1;6-2	1;6-2	3 以前	3
t [tʰ]	3 以前	3 以前	4~4.5	4	1;6-2	2;7-3	3 以前	3
n [n]	3 以前	3 以前	3 以前	2.5	1;6-2	2;1-2;6	3	3.5
l [l]	3 以前	3 以前	3 以前	3.5	4;1-4;6	4;1-4;6	3	3
g [k]	3 以前	3 以前	3 以前	3	2;1-2;6	3;1-3;6	3	3
k [kʰ]	3	3~3.5	3 以前	3.5	2;1-2;6	3;1-3;6	3	3
n [x]	3 以前	3~3.5	3 以前	3.5	2;7-3	2;7-3	3 以前	3
j [tɕ]	4	3 以前	3 以前	3	2;7-3	4;1-4;6	3	3.3
q [tɕʰ]	3	3~3.5	3 以前	4	2;7-3	4;1-4;6	3	4.5
x [ɕ]	3.5	3~3.5	3~3.5	5	2;7-3	2;7-3	3	5
zh [tʂ]	6 以后	3~3.5	6 以后	6 以后	4;6 以后	4;6 以后	4	6 以后
ch [tʂʰ]	6 以后	3.5~4.5	5~5.5	6 以后	4;6 以后	4;6 以后	3	4
sh [ʂ]	6 以后	3.5~4.5	4.5~5	6 以后	4;1-4;6	4;6 以后	3.5	6 以后
r [ʐ]	6 以后	6~6.5.3 以后	5~5.5	6 以后	4;1-4;6	4;1-4;6	3 以前	3
z [ts]	3	3~3.5 年	3~3.5	5	4;6 以后	4;6 以后	3	4.5
c [tsʰ]	3.5	3~3.5 年	3~3.5	5	4;6 以后	4;6 以后	3	4.5
s [s]	3.5	3~3.5 年 3~3.5	5~5.5	6 以后	4;1-4;6	4;1-4;6	3.5	3

表中数据是指儿童的年龄

我们在参考这些研究时，要去思考：

1. 学者如何取样？儿童的代表性为何？以卓士杰（2008）的研究为例：

（1）儿童按北、中、南、东分区的比例取样。

（2）先分城乡，再从中随机抽样参加的幼儿园。

（3）幼儿园内的儿童依性别及年龄区分。

（4）儿童的家庭经济状况不列入考虑，只考虑其家庭背景。

（5）参与研究的儿童语言发展正常，且通过听力筛检。

> 取样 sampling
> 习得年龄 age of acquisition
> 精熟年龄 age of mastery
> 发展范围 range of development
> 图片命名 picture naming
> 仿说 imitation
> 言语样本 language sample

2. 标准：通过测验的标准为何？一般设的标准为75%的习得年龄及90%的精熟年龄，也有以发展范围去衡量儿童的发展，如Sander（1972）设50%~90%为习得年龄（主要考虑为发展的变异性），拥有较长的发展时间去看待自然发展。

3. 言语样本如何取得？言语样本的代表性为何？大多数的研究以词汇图片命名取得为主。如果小孩因年龄太小，或不认识这些词汇，也可以仿说方式响应。

命名方式不是自然情境沟通方式，大多数的语言治疗师在收集言语样本时，会再加入言谈或收集言语样本。

临床运用

我们如何使用这些研究的数据？我们如何将这些知识教给家长与儿童？最简单的方式可以分成 4 岁前与 4 岁后要发展的语音。换句话说，4 岁前，大约中班上学期的儿童，要发展出 b [p]、p [pʰ]、m [m]、d [t]、t [tʰ]、n [n]、l [l]、g [k]、k [kʰ]、h [h]。4 岁后，大约中班下学期及大班上学期的儿童，要发展出 j [tɕ]、q [tɕʰ]、x [ɕ]、zh [tʂ]、ch [tʂʰ]、sh [ʂ]、z [ts]、c [tsʰ]、s [s]、f [f]、r [ʐ]（表 6.11 与表 6.12）。

表 6.11　提供家长语音发展的范围

构音的发展

	4 岁前		4 岁后	
	前置音	后置音	前置音	后置音
塞音	b [p]　p [pʰ] d　t	g　k		
擦音		h	x　s　sh f　r	
塞擦音			j　q　z　c zh　ch	
边音	l			
鼻音	m　n			

复韵母四岁前：ai、ei、ao、ou

声随复母四岁后：an、en、ang、eng

表 6.12 语音发展的年龄

语音	例子	1岁	2岁	3岁	4岁	5岁	6岁
b ㄅ	爸爸的 b	→→					
d ㄉ	弟弟的 d	→→					
g ㄍ	哥哥的 g	→→					
h ㄏ	喝水的 h	→→					
m ㄇ	妈妈的 m	→→					
n ㄋ	奶奶的 n	→→					
p ㄆ	拍手的 p		→→				
t ㄊ	踢球的 t		→→				
k ㄎ	蝌蚪的 k		→→				
l ㄌ	来来的 l		→→				
j ㄐ	姐姐的 j				→→		
q ㄑ	汽水的 q				→→		
f ㄈ	飞机的 f				→→		
x ㄒ	西瓜的 x				→→		
zh ㄓ	蜘蛛的 zh					→→	
ch ㄔ	吃饭的 ch					→→	
sh ㄕ	狮子的 sh					→→	
r ㄖ	日出的 r					→→	
z ㄗ	写字的 z					→→	
c ㄘ	草莓的 c					→→	
s ㄙ	丝瓜的 s					→→	

音韵发展

语音的发展，除了大型的语音发展研究外，也有不少的学者探讨儿童的音韵发展。Stampe（1969）的自然音韵理论对于儿童的音韵发展有很大的贡献。Stampe认为儿童受限于生理限制，未能达到大人的成熟语音系统，因此有规律的简化或重组大人的语音，将这个过程称之为音韵历程。儿童的音韵历程分为三种：①音节改变历程；②替代历程；③同化历程。

音节改变历程（表6.13）为改变一个音节的结构。

> 自然音韵理论 natural phonology
> 音节的改变 syllable changes
> 子音韵尾省略 final consonant deletion
> 子音串简化 cluster reduction
> 轻声音节省略 unstressed-syllable deletion
> 音节重复 reduplication
> 增加音节 epenthesis
> 替代历程 substitution process
> 塞音化 stopping
> 边音滑音化 liquid gliding
> 有声音化 vocalization
> 舌根音前置音化 velar fronting
> 去硬腭化 depalatalization
> 去塞擦音化 deaffrication
> 去粗擦音化 stridency deletion

表6.13 音节改变历程

音韵历程	英语例子
1. 子音韵尾省略	cat [kæt] → [kæ]
2. 子音串简化	stop [stap] → [tap]
3. 声音节省略	banana [bənana] → [nana]
4. 音节重复	Dad [dæd] → [dada]
5. 加音节	black [blæk] → [bəlæk]

替代历程（表 6.14）为一个较简单的音替代一个较难的音。

表 6.14　替代历程

音韵历程	英语例子
1. 塞音化	sun [sʌn] → [tʌn]
2. 边音滑音化	rabit [ræbɪt] → [wæbɪt]
3. 有声音化	ten [tɛn] → [dɛn]
4. 舌根音前置音化	cap [kæp] → [tæp]
5. 去硬腭化	see [si] → [ʃi]
6. 去塞擦音化	chip [tʃɪp] → [ʃɪp]
7. 去擦音化	bus [bʌs] → [bʌt]

同化历程（表 6.15）为变一样的音。

表 6.15　同化历程

音韵历程	英语例子
1. 唇音同化	pat[pæt] → [pæp]
2. 舌根音同化	take[tek] → [kek]
3. 鼻音同化	hen[hɛn] → [nɛn]
4. 有声同化	dot[dʌt] → [dʌd]

同化历程的产生主要是一个语音受到周遭语音环境影响而改变，使其语音变得更相似。同化历程分为两种：顺向同化与逆向同化。顺向同化为前面的语音影响后面的语音（如：pat [pæt] → [pæp]）。逆向同化则为后面的语音影响前面的语音（如：take [tek] → [kek]）。

王淑慧、张维珊与童宝娟（2000）也分析了三至五岁儿童的音韵历程。研究中，儿童较常见的音韵历程为位置替代历程与方法替代历程。表 6.16 为研究中儿童出现的音韵历程。

唇音同化 labial assimilation
舌根音同化 velar assimilation
鼻音同化 nasal assimilation
有声同化 voicing assimilation
语音环境 phonetic context
语音相似 harmony
顺向同化 progressive assimilation
逆向同化 regressive assimilation

表 6.16 儿童常见的音韵历程

结构历程	3岁	4岁	5岁
声母省略	V		
声随韵母鼻音省略	V	V	V
介音省略			V
复韵母简化	V	V	V
赘加声母（CV→CCV）			
赘加韵母（CV→CVV）		V	
位置替代历程	**三岁**	**四岁**	**五岁**
后置音化：			
舌根音替代	V	V	V
喉头音替代			
前高韵母后置			
前置音化：			
齿槽音替代	V	V	V
唇齿音替代	V	V	
双唇音替代	V		
其他前置音替代	V	V	V
舌面音替代	V		
舌尖音替代			V
方法替代历程	**三岁**	**四岁**	**五岁**
塞音替代	V	V	V
塞擦音替代	V	V	V
擦音替代	V	V	V
送气音替代	V		
不送气音替代	V	V	V
鼻音替代			V
侧音替代	V	V	V
其他	**3岁**	**4岁**	**5岁**
同化历程	V	V	V
其他替代			

语音清晰度

最后要讨论的是语音清晰度，也就是儿童说话清不清楚。语音的清晰会受到构音、音韵、超语段及其他语言因素影响。好的语音清晰度需要在发音时有正确的构音位置、构音方法及送气方式。同时，说话时也要有适当的音量、音调与音质。从肌肉运动的角度来看，整体清晰度需要有良好的说话力量、速度、范围，肌肉要有其稳定度与张力。最后构音时，一定要有好的正确率。

| 语音清晰度 speech intelligibility |
| 超语段 suprasegmental |
| 听者 listener |
| 转写者 transcriber |

多数的语音清晰度是由听者或言语样本转写者依他们所听到的声音去判断他们听到什么词汇或句子。根据 Weiss（1982），儿童到 5 岁就可能达到成人的正确发音能力。我们可归纳儿童的语音清晰度如表 6.17。

表 6.17 语音清晰度

年龄	清晰度
19 个月	25%~50%
2~3 岁	50%~75%
3~4 岁	75%~90%
5 岁	90%~100%

总 结

儿童的语音发展是语言治疗师解决儿童说话问题的重要知识。唯有熟悉语音、音素、音韵历程及语音清晰度,我们才可给予儿童好的介入方案。

> **注意事项**
> 对语音发展有兴趣的同学可以参考。
> Bleile K M. Manual of articulation and phonological disorders: Infancy through adulthood. 2ed. NY: Delmar, 2004.

第 7 章

干预：构音／音韵障碍评估

Intervention: Assessment of Articulatory and Phonological Disorder

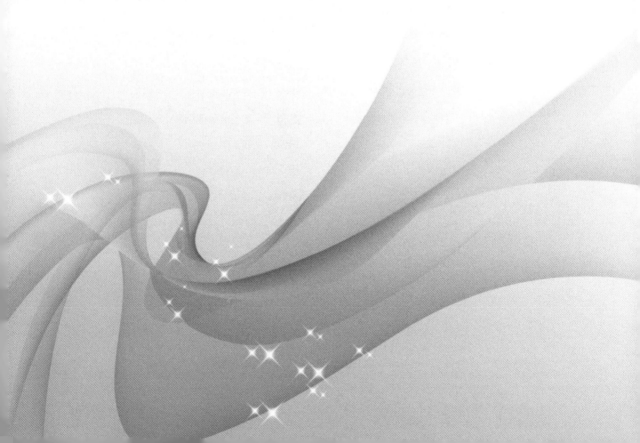

从本章起，将进入构音/音韵障碍的干预。干预的目的是希望透过某些方案与策略改变个案的行为或提升个案的沟通功能。常见的干预方案的措施有：

1. 个案教育计划
2. 政府的政策
3. 改善环境
4. 促进构音/音韵能力活动

策略指的是最有效的改变方法，包含类化的程度与其稳定性和持久性。

这个章节主要讨论构音/音韵障碍评估，构音/音韵障碍干预包含构音/音韵障碍评估与治疗。

我们需要利用听语的专业知识、技能和经验，搜集具代表性的言语样本，并提供良好的诊断及整合调查结果。评估完后，我们需给予个案完整的构音/音韵报告、具体的建议、正确的转诊、精准的预后、专业的咨询或进一步测试。

干预 intervention
评估 assessment
方案 program
策略 strategies
行为改变 behavioral change
健康状况 health status
个案教育计划
　　individual education plan（IEP）
新的政策 new policies
改善环境 environmental improvement
促进活动 facilitative activities
类化 generalization
稳定性 consistency
持久 maintenance
专业知识 professional knowledge
技能 skill
经验 experience
言语样本 speech sample
诊断 diagnosis
整合 synthesis
完整报告 evaluation report
具体建议 specific recommendation
转诊 referral
预后 prognosis
咨询 consultation
进一步测试 further testing

构音/音韵障碍评估需要如何执行？如何做到有效的评估呢？我们可以先从评估程序开始。评估的程序如下：

1. 收集个案资料与言语样本。
2. 构音/音韵测验。
3. 评分：给予这些言语样本与测验项目分数。
4. 分析这些分数代表怎样的构音/音韵能力。
5. 整合及解释这些结果。
6. 给予临床构音/音韵诊断。
7. 给予具体的建议。

言语样本 speech sample
评估测验 assessment test
分析 analysis
整合 synthesis
诊断 diagnosis
具体建议 specific recommendation

构音/音韵障碍评估

构音/音韵的评估程序可成三个阶段：评估前、评估时和评估后。

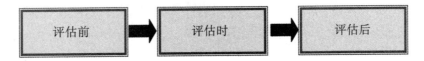

个案 client
主诉 chief compliant

评估前 → 评估时 → 评估后

评估前

评估前可以从个案、治疗师和家长三方面思考（图 7.1）。

1. 从个案：我们要对个案有基本的了解，包含个案的名字、年龄、性别、家庭与学校的学习环境及个案本身的学习策略。如果个案已就诊，我们需先看病历报告，了解医疗诊断及其主诉。

2. 从语言治疗师：我们需要选择正确的评估工具，熟悉其内容，并熟读指导语，也就是对测验内容与流程清楚。如此就可以顺畅地进行测试。

3. 从家长：我们除了了解主诉外，还要知道家长的就医需求。在执行评估测验前，需向家长解释评估的内容、情境与意义。

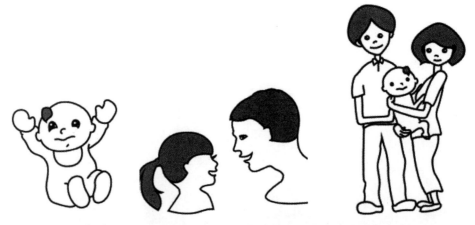

图 7.1　评估核心人员（儿童、语言治疗师和家长）

评估时

评估时，语言治疗师最大的重点是找出个案的构音/音韵问题。语言治疗师可以通过面谈、言语样本收集与分析及测试找寻答案。Williams（2002）提到评估时，依时间考虑可分为两种评估方法：时间较短时，我们做重点评估；如果时间较充裕时，我们可以做完整评估（表7.1）。

> 重点评估 focused evaluation
> 完整评估 comprehensive evaluation
> 单词测验 single word test
> 听力筛检 hearing screening
> 口腔功能检查 oral mechanism examination
> 言语样本收集 conversational sample
> 清晰度 intelligibility
> 一致性错误 consistency error
> 构词语法功能 morphosyntactic ability

表7.1　重点评估与完整评估

重点评估的评估时间约45分钟，时间分配如下：
15分钟的词汇测验（以单词居多）
5分钟的听力筛检
5分钟的口腔功能检查
20分钟的言语样本收集（主要看清晰度，一致性错误及构词语法功能）
共45分钟的重点评估

完整评估的评估时间约90分钟。除了45分钟的重点评估之外，再加音韵觉察评估和语言表达、语言理解两项评估。其时间分配如下：
45分钟的重点评估
15分钟的音韵意识评估
30分钟的语言表达与语言理解的评估
共90分钟的构音/音韵完整的评估

> **注意事项**
>
> 对构音/音韵障碍评估有兴趣的同学可以参考
> Williams A L, 2002. Epilogue:Perspectives in the assessment of children's speech. American Journal of Speech-Language Pathology, 11: 259-263.

不管我们是给予重点评估或完整评估，其重点在于我们是否建立好自身的评估专业技巧？对新手而言，是否有足够的信心完成评估，取决于专业技巧及事前的准备。一般而言，事前的沙盘推演有助于提升测验工具的熟悉度（表7.2）。

表 7.2 专业技巧与事前准备

构音/音韵评估	在评估时的专业技巧与应有的事前准备
重点评估： 15 分钟的单词测验 5 分钟的听力筛检 5 分钟的口腔功能检查 20 分钟的言语样本收集	1. 对测验内容与流程清楚 2. 测验进行顺畅与时间掌握合宜 3. 有询问个案的听力状况 4. 有完整的评估个案口腔动作 5. 有收集语言样本
完整评估需再加： 15 分钟的音韵觉察评估 30 分钟的语言表达与语言理解的评估	应有的事前准备： 1. 使用录音/录像系统 2. 使用仪器，如：CSL、Airflow system 3. 语言治疗师的观察力：可观察到个案的聆听技巧 4. 语言治疗师的构音能力：可以模仿个案所说的话 5. 语言治疗师事前有询问家人与个案的需求（需事先规划好要询问的问题）

词汇测验

词汇测验是构音/音韵障碍评估时最常使用的评估测验之一。词汇测验主要是利用含目标音的词汇，快速、有效地了解个案的语音系统及其构音能力。词汇测验通常使用词汇图卡，请个案命名含目标音的词汇，个案如无法命名就利用仿说方式请个案仿说。

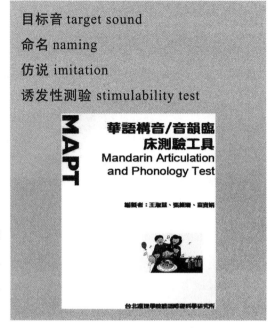

目标音 target sound
命名 naming
仿说 imitation
诱发性测验 stimulability test

王淑慧、张维珊与童宝娟（2010）编写的《汉语构音/音韵临床测验工具》是一份以词汇测验为主的施测工具。此测验工具含：

1. 汉语构音/音韵临床测验工具画册
2. 汉语构音/音韵临床测验工具指导手册
3. 汉语构音/音韵临床测验工具记录表

《汉语构音/音韵临床测验工具》以儿童的构音音韵发展为考虑，使用八张互有关联的情境图卡，利用与儿童对话的方式测试儿童的汉语语音，同时也筛检儿童的基本语言能力。儿童在对话句子中如果无法说出目标词汇，就请儿童以命名或仿说的方式说出。

测验工具目标音以汉语语音 21 个声母为主，呈现于不同语音情境下（以汉语 a、i、u 为主要结合韵母）的词汇。测验工具也同时提供汉语语音中的复韵母与声随韵母之词汇。

在多数的词汇测验中，针对儿童无法正确发音时，会增加一个诱发性测验，主要是提供儿童正确的发音刺激让儿童仿说正确的语音。诱发性测验有明确的指导语，通常请儿童先注意听及注意看语言治疗师的发音，然后用同样的方式说出。

评估执行完毕，语言治疗师可以进行系统的言语样本分析。分析项目包含儿童基本数据、词汇的构音能力及其音韵历程。

听力筛检

听力筛检的目的是希望能快速知道儿童是否通过特定音量及特定频率的听力检查。听力筛检的流程为：

听力筛检 hearing screening

1. 选择安静房间作为筛检地点。
2. 噪声必须低于 60 分贝（dB SPL）。
3. 测试的材料为纯音（单一频率的声音）。
4. 测试频率分别为 1000Hz、2000Hz 及 4000Hz。
5. 测试的音量固定为 25 dB HL。
6. 儿童若听到测试音，需举手表示。
7. 任何测试频率在给予两次测试音后，呈现至少一耳两次皆没有反应，即为未通过。

筛检不通过或未完成筛检的儿童，需要转介至医院进行复检。

口腔功能检查

口腔功能检查主要是检查与构音相关的口腔肌肉与其器官构音的功能。巴甫仁（2006）在台北护理

> **口腔功能检查**
> oral mechanical examination

健康大学听语中心研发的"口腔功能检查"探讨 7 个构音器官，同时观察每个构音器官的休息状态、运动功能、持续姿势及说话与发音状况（图 7.2）。

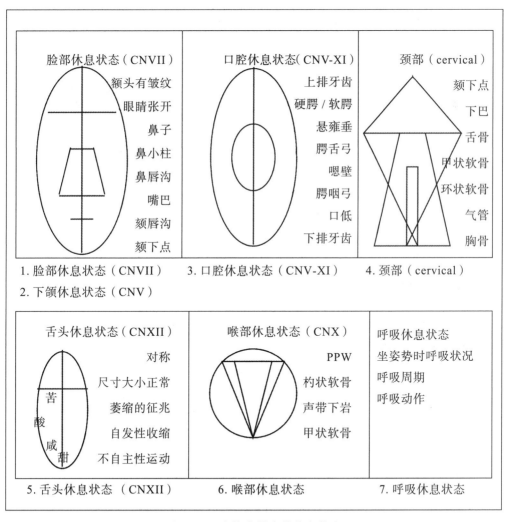

图 7.2 7 个构音器官的休息状态

言语样本收集（语音清晰度一致性错误及构词语法功能）

在构音/音韵测验中还有一项不可或缺的言语样本收集。言语样本的收集除了看儿童的构音/音韵能力，也看儿童的语音清晰度、构词语法功能及一致性的错误。在言语样本收集有两个重要议题：如何取得具代表性的言语样本及如何分析言语样本。

> 言语样本收集 language sampling
> 语法功能 syntactic function
> 一致性的错误 consistant error

如何取得具代表性的言语样本？

对儿童而言，我们是个陌生人。当第一次接触时，我们如何让儿童开口与我们交谈呢？对三至六岁儿童而言，我们要问怎样的问题？以玩具引发可以吗？还是使用图片比较好呢？另外，还须考虑收集的言语样本是否涵盖全部的语音。一般而言我们应该在合适的时间内取得最有意义的语言样本。我们可以：

1. 请儿童数数
2. 问儿童家里的成员
3. 问儿童身上穿的衣服、鞋子相关的问题
4. 利用玩具与图片

如何分析？

在言语样本的收集方面，我们应该事先规划，尽量收集所需的语音。一般言语样本可用于了解儿童的声母、韵母、复韵母及声随韵母的发展。收集的语音也可以用来了解儿童的声母正确率（percentage of consonants correct, PCC）。PCC 为在言语样本中，声母的正确比，其计算公式为：

$$声母正确的百分比 = \frac{正确声母个数}{正确声母 + 错误声母总个数} \times 100\%$$

Kwiatkowski（1982）建议以 PCC 为建立构音/音韵的严重度，其建议：

85%~100% 为轻度

65%~85% 为轻中度

50%~65% 为中重度

<50% 为重度

我们以儿童数数与儿童家中成员的言语样本为例（表 7.3）。

表 7.3 言语样本分析

言语样本：

1	2	3	4	5	6	7	8	9	10
[I	ɚ	san	sʅ	u	liou	tɕhi	pa	tɕiou	ʂʅ/]

家里有爸爸、妈妈、哥哥、弟弟还有我最喜欢的奶奶。

[tɕi li iou pa pa ma ma kɤ kɤ ti ti xai iou uo tsue ɕi xun tə nian nian]

	4 岁前		4 岁后	
	前置音	后置音	前置音	后置音
塞音（清）	[p] b	[t] d	[k] g	
塞音（浊）	[pʰ] p	[tʰ] t	[kʰ] k	
擦音		x h	[ɕ] x	[r] r
			[ʂ] sh	
			[s] s	
塞擦音（清）			[tɕ] j	[tɕʰ] q
塞擦音（浊）			[tʂ] zh	[tʂʰ] ch
			[ts] z	[tsʰ] c
边音	l			
鼻	m	n		

从儿童言语样本中，我们知道我们收集的言语样本缺乏送气音 [pʰ]、[tʰ]、[kʰ]、[tɕʰ]、[tsʰ]、舌尖后塞擦音 [tʂ]、[tʂʰ] 与舌尖后擦音 [r]。这样的缺失要尽量避免。如何补救？我们可以去检测这些音在词汇测验中是否正常，或在下一次治疗课程中再去确认。

评估后

施测完毕，下一个阶段为评估后要做的事情，包含评分、言语样本分析、提供咨询及设定长期目标与短期目标。完整的数据分析程序为图 7.3。

评分 scoring analysis
个案 client
主诉 chief compliant

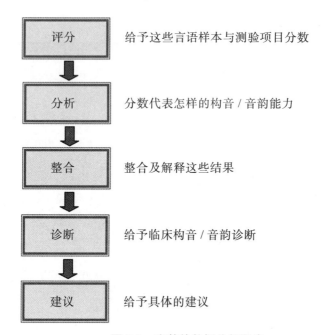

图 7.3　完整的数据分析程序

不论是 45 分钟的重点评估或 90 分钟的完整评估，我们可以把全部的数据分成病历部分，主诉部分与构音音韵能力部分来讨论。

病历部分

病历包含病史、怀孕史及曾被诊断的疾病。在病历中也会提及构音/音韵可能造成的因素:

> **听力问题** hearing impairment
> **神经性的问题** neurological factor
> **牙齿问题** dental problem
> **肌肉发展问题** motor maturation & developmental problem

1. 听力问题
2. 病理或神经性的问题
3. 牙齿问题
4. 肌肉发展问题
5. 功能性构音/音韵障碍问题
6. 发展迟缓问题
7. 构音器官问题
8. 其他如智力、性别、家中排行、动机及方言

主诉部分

经由主诉我们可知目前儿童的构音/音韵状况,家庭与儿童的需求、转介的目的等。

构音/音韵能力部分

儿童的构音/音韵能力分析可以来自词汇测验、言语样本收集及诱发测验。每个测验有不同的计分方式，常见的有以题数或分数计算。有些会使用对错来记分，有些会用错误的方式来描述，有些会用语音音标来记录其错误。我们可从几个方面去思考：

1. 几个错误音。
2. 错误类别：替代、省略、扭曲及赘加。
3. 错误形式：语音特征。
4. 音韵历程：常见的历程有舌根音化、舌前音化、不送气化、塞音化、塞擦音化、声母省略、声随韵母省略及复韵母简化。
5. 错误的一致性。
6. 清晰度。
7. 可诱发性。
8. 严重度。

> 几个错误音 number of errors
> 错误类别 error types
> 错误形式 form of errors
> 音韵历程 phonological processes
> 替代 substitution
> 省略 deletion
> 扭曲 distortion
> 赘加 addition

我们以表 7.4 为例,分析儿童的构音 / 音韵能力:

表 7.4 儿童的构音 / 音韵能力分析

测试语音	结果				错误音	可诱发	总题数
8 个元音与 1 个空韵	[i] √, [u] √, [ü] √, [a] √, [o] √, [ɤ] √, [e] √, [ɚ] √, [ɨ] √				0		9
4 个复韵母	[ai] → [a], [ei] → [e], [au] → [a], [ou] → [o]				4	4	4
4 个声随韵母	[an] → [a], [ən] → [ə], [aŋ] → [a], [əŋ] → [ə]				4	4	4
21 个声母	[p] √	[pʰ] → [p]	[m] √	[f] √	6	3 [pʰ] [tʰ] [kʰ]	21
	[t] √	[tʰ] → [t]	[n] √	[l] √			
	[k] √	[kʰ] → [k]	[x] √				
	[tɕ] √	[tɕʰ] √	[ɕ] → t				
	[tʂ] √	[tʂʰ] √	[ʂ] → t	[r] √			
	[ts]	[tsʰ] √	[s] → t				

1. 几个错误音:14 个错误音。

2. 错误类别:替代与省略。

3. 错误形式:VV → /VØ/; VN → /VØ/; [+cont] → [-cont]; [+asp] → [-asp]。

4. 音韵历程:不送气化、塞音化、声随韵母省略及复韵母简化。

5. 错误的一致性:一致性。[15/(15+6)]×100%

6. 清晰度:PCC = 15×100/(15 + 6) = 71%。

7. 可诱发性:复韵母、声随韵母及送气塞音可诱。

8. 严重度:71% = 轻中度(依 Kwiatkowski 建议 85%~100% = 轻度、65%~85% = 轻中度、50%~65% = 中重度、<50% = 重度)。

评估的最后阶段为撰写构音/音韵评估报告。我们以一位 5 岁 2 个月的儿童翰翰为例呈现两种报告的写法（表 7.5，表 7.6）。

表 7.5 完整的报告写法

儿童构音/音韵评估报告

个案姓名：翰翰　　　　　　　　评估日期：2015 年 5 月 6 日
性　　别：男　　　　　　　　　语言治疗师：佳佳
出生日期：2010 年 3 月 6 日

　　翰翰为 5 岁 2 个月的男生。2015 年 5 月 6 日和妈妈一起到北护听语中心接受语言治疗评估。个案由他的幼儿园老师（陈老师）转介。家长的主诉为翰翰说话不清楚，别人常听不懂他说什么。家人大多数还是可以猜出他的意思。以下根据个案病史、对翰翰的观察及言语样本收集施测的结果。

病史

　　翰翰的妈妈提供个案的生产过程与发展史，均正常，无重大疾病。妈妈表示个案有发 d [t] 与 t [tʰ] 音及 x [ɕ] 与 s [s] 音的困难。平时邻居听不太懂他在说什么。平时在幼儿园上课，幼儿园老师表示个案喜欢上幼儿园，是位活泼快乐的小孩。但其他小朋友有时会说他讲话很好笑，令他不开心。

检查

　　施测时，翰翰配合度高，愉快的完成全部的测验。

　　听力筛检：翰翰通过两耳的 500Hz，1000Hz 及 2000Hz 的纯音检查及中耳鼓室检查。口腔功能筛检：口腔功能在正常范围。构音器官没有问题，说话流畅，嗓音正常范围。语言能力测验：修订学前儿童语言障碍评价的语言理解与表达表现，符合他的发展年龄。构音音韵能力测验：采用汉语构音/音韵临床测验工具。个案有构音位置与构音方法替代的现象。呈现了舌根音化的问题，d [t] 会发成 g [k]，t [tʰ] 会发成 k [kʰ]（兔子说成裤子；动物说成共物）；塞擦音化的问题，x [ɕ] 会发成 j [tɕ]、s [s] 会发成 z [ts]（西瓜说成鸡瓜）。除了词汇，在对话中翰翰也呈现这些问题。个案的辅音正确百分比为 60%（PCC=(48÷80)×100%）。个案的语音清晰度为 55%，但在知道的环境仔细听可达 80%。在引发音方面，d [t] 与 t [tʰ] 在听觉、视觉及触觉提示下可引发出正确的发音。

表 7.5（续）

儿童构音/音韵评估报告	
个案姓名：翰翰	评估日期：2015 年 5 月 6 日
性　　别：男	语言治疗师：佳佳
出生日期：2010 年 3 月 6 日	

评估与预后
　　翰翰有中度的音韵障碍，目前病因不清。在测验时，翰翰的错误音可以透过提示引发出正确的发音。依翰翰的配合度，翰翰有良好的预后。同时翰翰的听力与中耳状态在正常范围也有助于翰翰的预后。

建议
　　我们将提供翰翰每周 1 次，每次 1 小时的语言治疗。语言治疗师将使用音韵治疗方法建立个案的舌前音与擦音。语言治疗师也会邀请个案的家长加入治疗方案，以促进翰翰类化疗效。

表 7.6　简易的报告写法

　　翰翰为 5 岁 2 个月的 2 男孩。2015/5/6 和妈妈至中心接受评估。主诉为说话不明楚，别人听不懂，故由幼儿园陈老师转介。评估结果：听力、口腔结构与运动功能、语畅与语言发展在正常范围。个案有中度的音韵障碍，清晰度不佳，构音有舌根音化 [t]、[tʰ] → [k]、[kʰ] 及塞擦音化 [ɕ]、[s] → [tɕ]、[ts]。可诱发正确音。建议翰翰与家长参与每周 1 次之音韵治疗方案。

不管是完整报告还是简易报告，两份报告都有以下的信息：

1. 个案姓名
2. 年龄（或出生日期）
3. 性别
4. 评估日期
5. 主诉
6. 转介
7. 病史
8. 听力筛检
9. 口腔功能筛检
10. 语言测验
11. 构音/音韵测验
12. 诱发能力
13. 语音清晰度
14. 诊断
15. 建议
16. 预后

除了完整与简易报告，儿童的构音/音韵能力也可以利用检查表来说明。我们使用Bleile（1994）的数据与建议，制作了下列儿童的构音/音韵检查表（表7.7）。

表 7.7　儿童的构音 / 音韵评估检查表

儿童的构音 / 音韵评估检查表
正式及非正式测验：＿＿＿＿＿＿＿＿＿＿＿＿＿＿＿＿＿＿＿＿＿＿＿＿＿＿
韵母的发展：□ 正常　　□ 异常
声母的发展：□ 正常　　□ 异常
错误音的类型：替代音 / 歪曲音 / 省略 / 鼻音 / 其他
结构历程：
位置替代历程：
方法替代历程：
其他：
发生错误音的频率：□ 常常（75%~100%）　　□ 普通（50%~74%）　　□ 偶尔（25%~49%）
超语段的问题：□ 重音　　□ 语调　　□ 音量　　□ 音质　　□ 音调
□ 停顿　　□ 说话速度　　□ 气流量
可诱发刺激的音：
诱发正确目标音的关键情境：
关键词：
发音位置及逐步形成：
说话时的清晰度：□ 清晰　　□ 大部分清晰　　□ 部分清晰
□ 大部分不清晰　　□ 完全不清晰
严重度：□ 临界　　□ 轻度　　□ 中度　　□ 重度　　□ 极重度
评估结果
个案有：□ 轻度　　□ 中度　　□ 重度　　□ 极重度 - 构音障碍 / 音韵障碍
声母 / 韵母的问题为＿＿＿＿＿＿＿＿＿＿＿＿＿＿＿＿＿＿＿＿
在　　□ 单音　　□ 音节　　□ 词汇　　□ 句子呈现
□ 结构历程　　□ 位置替代历程　　□ 方法替代历程　　□ 其他
经由　□ 一些　　□ 中度　　□ 大量　　□ 听觉
□ 视觉　　□ 触觉提示及　　□ 示范
个案的正确音可被引发。

注意事项

对构音 / 音韵障碍评估有兴趣的同学可以参考

Bleile K M, 2004. Manual of articulation and phonological disorders: Infancy through adulthood. 2ed. NY: Delmar.

第 8 章

干预：构音 / 音韵障碍治疗

CHAPTER 8

Intervention：Treatment

语言治疗师最大的目标为提供个案有疗效的治疗方法。Gierut（1998）认为有疗效的治疗方法应包含：

1. 治疗是有效性的
2. 治疗是有效果的
3. 治疗是有效能的

治疗	treatment
有疗效	efficacy
有效性	effectiveness
有效果	effects
有效能	efficiency
教学方法	teaching methods
作业程序	procedures
政策面	policy decision
执行面	administrative decision

治疗是否为有效性，其关键在于临床上的教学方法是否成功及治疗程序是否可改变儿童语音系统。治疗是否有效果指的是儿童语音系统是否有确实的改变及类化的情形。最后，治疗是否有效能指的是这个治疗方法与过程在时间、金钱与结果是否比另一个治疗方法与过程更好。

如何达到有疗效的治疗方法，我们先从政策面与执行面去讨论。

注意事项

疗效的治疗方法可参考：Gierut J A, 1998. Treatment efficacy: Functional phonological disorders in children. Journal of Speech, Language, and Hearing Research, 41: S85–S100.

政策面：国际健康功能与身心障碍分类系统

政策面我们将讨论：国际健康功能与身心障碍分类系统和家长赋能。

2007 年，台湾将《国际健康功能与身心障碍分类系统》（International Classification of Functioning, Disability and Health, ICF）作为身心障碍鉴定标准；针对儿童及青少年的有《国际健康功能与身心障碍分类系统儿童及青少年版》（ICF-CY）。

> 家长赋能 parent empowerment
> 活动 activities
> 参与 participation
> 机能 function
> 机会 opportunity
> 失能 disability
> 技能 skill
> 参与为主 participation based

于 2012 年全面推动的 ICF 提到，治疗师除了要了解个案的身体功能与结构外，更强调个案的活动和参与的重要性。也就是说在 ICF-CY 的框架下，我们对构音/音韵障碍儿童除了考虑到他的健康状况（身体结构和功能）之外，也需要考虑他的环境及日常活动和参与机能。

ICF 非常强调活动和参与度的重要性，主要是活动可以提供学习机会，参与活动可以降低失能的情形。这对我们语言治疗师的介入思维有两大影响：

1. 在评估时，我们除了执行标准化测试、个案观察、阅读病历、收集语音样本外，可能更需要透过个案的家人去了解个案的日常生活与活动，以及言语的使用状况与限制。

2. 在之前的治疗，我们多以提升个案的语言技能为导向，也就是促进儿童的构音/音韵能力。现在则需要增加个案参与度为主的治疗目标。也就是说我们需要从个案日常生活与活动中了解个案与其家庭的需求，并协助个案排列出目标需求的优先级及规划出可促进语言沟通的活动。

注意事项

国际健康功能与身心障碍分类系统儿童及青少年版可参考：
http://www.pmr.org.tw/icf/download/ICF-CY.pdf

政策面：家长赋能

目前的早期疗育服务方案大多以家庭为中心为主。家庭为个案最自然的学习环境，可以协助个案有效地成长。

以家庭为中心的主轴为：

1. 提供家庭支持
2. 个别化的服务
3. 鼓励家庭参与
4. 寻求家庭资源
5. 增进家庭赋能

> 家庭为中心 family-centered
> 自然环境 natural environment
> 家庭支持 family support
> 个别化服务 individual educational plan
> 家庭参与 family participation
> 家庭资源 family resource
> 家庭赋能 family empowerment

整体而言，我们需要协助家长认识早期介入的重要性。除了专业评估外，也需要加入家庭功能评估及了解家庭的需求，同时帮助儿童成长与协助家庭解决问题，最后达到家庭赋能，发挥早期疗育介入的效能。Wilcox & Woods（2011）提供以家庭为中心的早期疗育介入的效能模式（图8.1）。

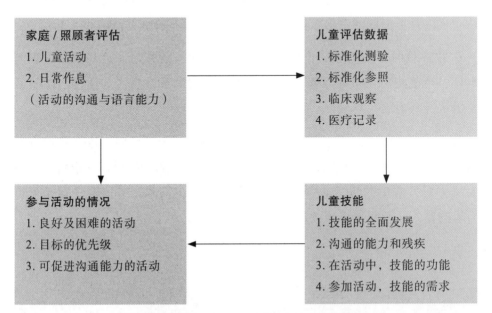

图 8.1　以家庭为中心的早期疗育介入的模式

注意事项

以家庭为中心的早期疗育介入模式可参考:

Wilcox M J, Woods J, 2011. Participation as a basis for developing early intervention outcomes. LSHSS, 42: 365-378.

如果推动 ICF 与家庭赋能的政策，那我们在构音/音韵障碍评估时

作息本位访谈 routine-based interview

除了重点评估与完整评估，我们还需加入家庭与照顾者的评估，以取得儿童的活动与日常作息的资料。作息本位访谈（McWilliam, 2009）是最常用的评估方式。

作息本位重点在于儿童的每日作息，访谈内容包含家人每天至晚上睡觉休息前进行的事件，每个事件都可视为一个活动，例如：每个人在做什么？儿童在做什么？儿童投入的程度如何？儿童完成活动的独立程度如何？儿童的社交互动如何？及家庭对此作息的满意度、担忧的事情，或想要改变的问题为何？最后与家人讨论家人与儿童需要的目标，并协助家人排列出目标的优先顺序。

作息本位与 ICF 环环相扣。以儿童的每日作息、自身的挑战与限制、参与度及儿童的活动功能来设定目标。两者的关系如图 8.2。

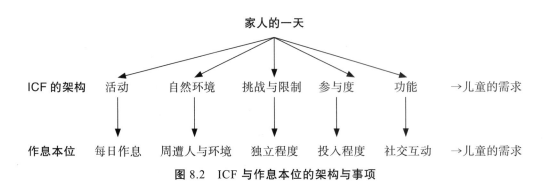

图 8.2　ICF 与作息本位的架构与事项

作息本位访谈从一天开始。睡觉、起床、漱洗、吃早餐、换衣服、搭车上学、上课、课间游戏、吃午餐、午休、体育活动、回家、看电视、吃晚餐、沐浴、写功课、睡觉，都是儿童每日会经历的事情，更明确的说是每日活动（图 8.3）。

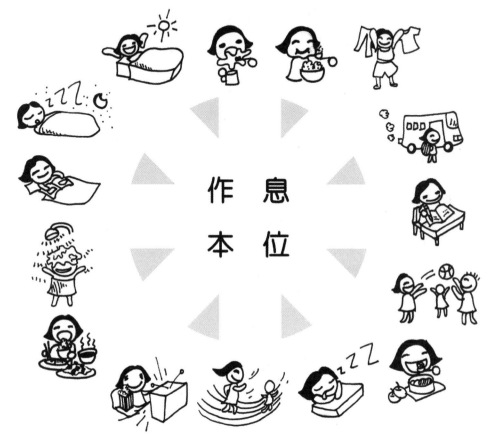

图 8.3　儿童的每日作息

透过访谈，我们可以了解儿童的每日活动、周遭环境、活动的参与度。为了量化家庭的满意度，William 也建议以 1 至 5 分的量尺说明家庭的满意度，并从每个活动找出满意度与家庭需求。最后，我们依访谈的内容排列出优先级的目标。

我们以儿童翰翰为例,看看他早上的作息及其目标的优先级。表 8.1 是台北健康大学语言治疗与听力学系的刘蕙嘉、杨家栩、赖巧思、谢沛芬同学与翰翰妈妈的访谈记录(2015)。

表 8.1 翰翰的作息及其目标的优先级

时间	作息与活动	目标	优先级
8:00 起床	SLP:请问翰翰几点起床? 妈妈:我都 8:00 叫翰翰起床。 SLP:然后呢? 妈妈:就躺床上赖皮,开始哭闹,说"一下下一下下啦!" 妈妈:有时实在太吵,巧巧(姐姐)就去叫他起床。 妈妈:翰翰最听姐姐的话,也只有姐姐最听得懂他讲的话。不知道哪天我们全部人都可听懂他讲的话。(妈妈叹了一口气!皱了一下眉头)	翰翰在起床后可以正确说出 4 个 x、s 与 sh 常用的词汇 1. 一下下 2. 刷刷牙 3. 洗脸 4. 水水	2
	SLP:翰翰起床整体都还好吗?翰翰高兴吗? 妈妈:都不错!有时发发脾气,与巧巧玩一会就好。 SLP:妈妈对翰翰起床满意度如何?1 至 5 分,5 分为最好。 妈妈:5 分吧!		

表 8.1（续）

时间	作息与活动	目标	优先级
8：10 漱洗 8：20 吃早餐	SLP：接下来呢？ 妈妈：巧巧就带翰翰去刷牙洗脸。好了就下楼吃早餐。 SLP：有谁一起吃早餐？ 妈妈：就我、巧巧、翰翰 3 人。 SLP：翰翰早餐都吃什么？如何告诉你？ 妈妈：翰翰最喜欢吃炒蛋。以前还会说：要 gan gan。现在都不说了，让我们会很担心。有时会用比的或是用"嗯嗯"回应。 SLP：全部都是用比的或是用"嗯嗯"回应吗？ 妈妈：不是，像是"牛奶"就会自己说。难一点的不是用比的，就是指的啦。 SLP：吐司呢？ 妈妈：用指的。	翰翰在吃早餐可以正确说出 4 个 d 与 t 常用的词汇 1. 蛋蛋 2. 吐司 3. 布丁 4. 甜甜	1 为优先因为家人很担心翰翰不讲话，先以此为优先目标
	SLP：妈妈对翰翰吃早餐满意度如何？1 至 5 分，5 分为最好。 妈妈：不是很满意。2 分。我们希望翰翰能用说的。 SLP：翰翰在吃早餐时高兴吗？ 妈妈：有时候会生气，但猜对就不生气。		

我们如何从作息本位的访谈得知家庭的需求？家庭对于作息的满意度、担忧的事情，想要改变的问题或未来希望的事情都可能是家庭与儿童的需要目标。与家人讨论与确认后，就可列出家人与儿童的目标。最后，语言治疗师协助家人排列出目标的优先级，做到增加活动效能与改善生活质量（图 8.4）。

家庭的需求
由家长告知
1. 访谈中：家长的压力
2. 访谈中：家长的不愉快
3. 访谈中：家长的生气
4. 访谈中：家长的担心
5. 访谈中：家长的忧虑
6. 访谈中：家长想要改变
7. 访谈中：家长的将来希望
8. 访谈中：家长叹气
9. 访谈中：家长哭泣

找出问题与需求
1. 会有不少的需求与目标
2. 语言治疗师应具备敏锐的观察力、良好的沟通能力及专业知识，方可与家庭成员讨论儿童需求与目标，并给予建议

最后排列出目标的优先级以增加儿童活动效能与改善生活质量

图 8.4　作息本位家庭需求的示意图

执行面

执行面包含我们语言治疗师应该做什么，什么时候做，怎么做？

构音/音韵治疗的治疗事项包含：

（1）设定长期与短期目标
（2）设定构音/音韵治疗目标
（3）执行的决策
（4）构音/音韵治疗进度

> 长期目标 long-term goals
> 短期目标 short-term goals
> 治疗目标 treatment targets
> 执行的决策 administrateive decision
> 治疗进度 progress assessment

长期目标

长期目标是让构音/音韵障碍儿童的构音/音韵发展能和同年龄正常发展的儿童一样。我们需要考虑的是儿童整体的构音/音韵能力、清晰度及自我修正能力。

在这里介绍我们的一个治疗方案：促进语言发展方案（Promoting Language Development Program; PLDP）。PLDP 以 0~6 儿童的语言发展为治疗目标，以每一年为一个长期目标。长期目标为语言与构音/音韵能力能发展至和同年龄的 6 岁儿童一样（表 8.2）。PLDP 以先找出儿童的发展阶段为主，再往下个年度的目标前进。

表 8.2 0~6 岁儿童主要语言发展与构音/音韵发展

年龄	语言发展阶段	构音/音韵发展阶段
0~1	玩声音、牙牙学语、读写萌发开始	玩声音、牙牙学语
1~2	早期词汇 元音	[p], [pʰ], [m], [t], [tʰ], [n]
2~3	词汇爆炸期	元音的稳定
3~4	多元与丰富的词汇、句子	[p], [pʰ], [m], [t], [tʰ], [n], [l], [k], [kʰ], [h]
4~5	句子的多元发展	[tɕ], [tɕʰ], [ɕ], [tʂ], [ʂ], [ts], [tsʰ], [s], [f], [z]
5~6	叙述能力、学前准备期	稳定汉语语音系统

短期目标

短期目标为在短时间内要修改与处理的目标，一期可以 6 个月、3 个月、1 个月、两个星期等，依个案需求而定。PLDP 以每年为一个长期目标，再分 3 个月为 1 期的短期目标。我们如果把构音/音韵发展分为每年一个长期目标。每个阶段的短期目标可考虑如表 8.3。

表 8.3 每个阶段的主要构音/音韵目标

阶段	每个阶段的主要目标
0~1 岁 语言前期	刺激、发展个案的声音技巧 （1）增加发声的机会 （2）增加牙牙学语的机会 （3）增加玩声音的机会
1~2 岁 早期发展的音	刺激个案词汇与语音的习得 （1）大量学习词汇的阶段 （2）诱发不同的语音，减少同音异字，例如：兔子和裤子都说成兔子。
2~4 岁 语音广度 音素广度	减少与去除影响音韵发展的错误语音 （1）习得 4 岁前的声音 （2）建立好我们的语音系统及音素广度 （3）建立好前置音与后置音的区别 （4）建立汉语的塞音、擦音、塞擦音、鼻音与边音的系统
4~5 岁 晚期音	减少与去除影响音韵发展的错误语音， （1）习得 4 岁后之声音 （2）促进晚期发展的声音以汉语为例：舌尖后音 zh [tʂ], ch [tʂʰ], sh [ʂ] 为晚期发展的声音

短期目标的写法

我们以 Paul（2014）的 ABCD 说明短期目标的写法。短期目标的 A 为个案；B 为要改变的构音音韵行为；C 为条件；D 为达到的程度。例子如下：

个案 audience
行为 behavior
条件 condition
程度 degree

1. 儿童（A）经由视觉和听觉的提示（C），可以在发 10 次双唇音 p（B）中有 8 次发音正确（D = 80%）。

2. 儿童（A）在经由治疗师的示范之后（C），可以发 10 个含舌尖音 t 的词汇（B），其正确率达 85%（D）。

3. 儿童（A）在不经提示之下（C），可以区辨首字是否为送气音和非送气音（B）正确率达 90%（D）。

以翰翰为例子，根据他的评估报告（表 8.4）帮他设定以下的长期和短期目标（表 8.5）。

表 8.4　翰翰的简易评估报告

翰翰为 5 岁 2 个月的男孩。2015 年 5 月 6 日和妈妈至中心接受评估。主诉为说话不清楚，别人听不懂，故由幼儿园陈老师转介。评估结果：听力、口腔结构与运动功能、语畅与语言发展在正常范围。个案有中度的音韵障碍，清晰度不佳，构音有舌根音化 d [t]、t [tʰ]→ g [k]、k [kʰ] 及塞擦音化 [ɕ]、[s]→[tɕ]、[ts]。
可诱发正确音。建议翰翰与家长参与每周 1 次之音韵治疗方案。

表 8.5　翰翰的长期和短期目标

长期目标

翰翰可建立好他的语音系统，包含晚期发展的语音

短期目标 3 个月共 12 次治疗。每周 1 次；每次 30 分钟

A= 翰翰

B= 1. [t]、[tʰ] 句子表达；2. [ɕ]、[s] 短词表达

C= 1. 无提示；2. 听觉提示下

D= 1. 正确率达 80%、连续 3 次课；2. 正确率达 80%、连续 3 次

STG 1

翰翰在无提示下，连续 3 次课，表达含目标音 [t]、[tʰ] 的句子，正确率达 80%。

STG 2.

翰翰在听觉提示下，表达以 [ɕ]、[s] 为目标音的短词，正确率达 80%、连续 3 次。

> **注意事项**
>
> ABCD 目标治疗的写法可参考：
>
> Paul R, 2014. Introduction to clinical methods in communication disorders. Baltimore, MD: Brookes Publishing.

有了长期与短期目标后，我们执行治疗课程时，需要构音/音韵障碍的治疗架构与运用语言治疗师的专业来协助与规划治疗课程。构音/音韵障碍的治疗架构包括：应用的方法、介入的形式、构音/音韵活动及构音/音韵材料（图8.5）。

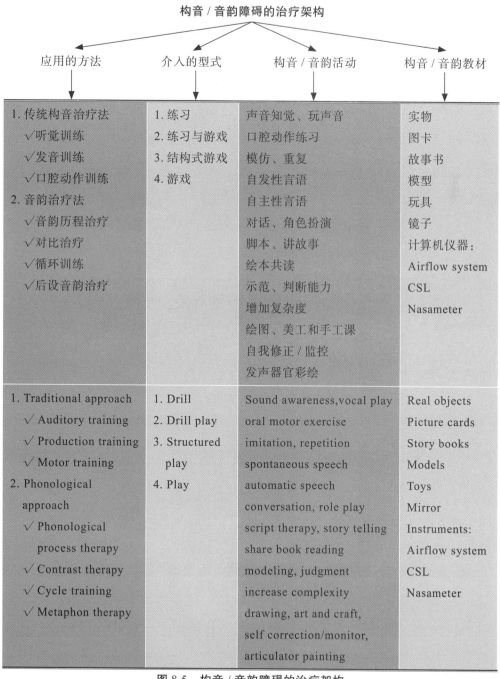

图 8.5　构音/音韵障碍的治疗架构

语言治疗师的专业运用包括：语言治疗技巧、说话策略、提示技巧及观察与样本分析（图 8.6）。

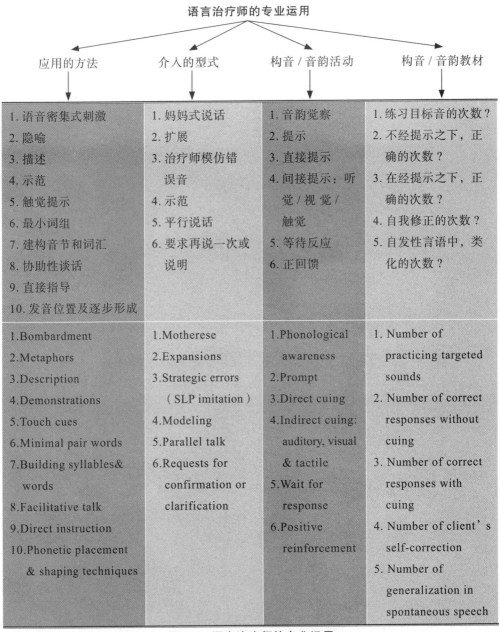

图 8.6　语言治疗师的专业运用

上节提到翰翰的 STG 为在无提示下，连续 3 次课，表达含目标音 [t]、[tʰ] 的句子正确率达 80%。但短期目标不是一步登天，有些儿童甚至需要严谨地历经指认、辨识、仿说过程，最后才能说出正确的语音。

也就是说，我们需规划翰翰每次的 30 分钟治疗。我们如何在 3 个月内达成目标呢？我们可以以连贯的方式执行，把短期目标分成更小的目标，且每个小目标的设定要符合 ABCD 的写法及涵盖以下方面：①应用的方法，②介入的型式，③构音／音韵活动，④构音／音韵教材，⑤语言治疗技巧，⑥说话策略，⑦提示技巧，⑧观察与样本分析（表 8.6）。同时我们需要用符合 0~6 岁儿童能理解的语言、图画与概念来教学（图 8.7）。

指认 identification
辨识 discrimination
仿说 imitation

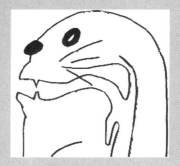

图 8.7　说话构造图（程美华　绘）

表 8.6　0~6 岁儿童能理解的语言、图画与概念

1. 建立舌前音的概念

STG1A（建立舌前音的概念）		
利用图卡与比喻法建立翰翰正确的舌前音概念。翰翰可以连续 3 次正确指出舌前音的位置。 我们可以： 1. 以儿童说话构音图建立舌前音位置的概念。 2. 以儿童说话构音图建立舌音前与舌后音位置的概念。 3. 利用比喻法建立舌前音的概念，如：舌头和牙齿是好朋友、舌头和牙齿握握手。	治疗方法	比喻概念
	形式	练习 10 次后，打地鼠游戏 1 次
	活动	1. 找地鼠说话构造图游戏 2. 地鼠说话器官彩绘、 3. 帮儿童说话器官涂果酱游戏
	教材	说话的构造图、说话构造模型、玩具、镜子、压舌板、彩色笔
	技巧	隐喻、描述
	策略	示范
	提示	直接提示、正回馈
	言语样本收集	练习目标音的次数 以 10 次为记录，30 分钟的治疗提供 100 次目标音练习机会 | 1 | 2 | 3 | 4 | 5 | 6 | 7 | 8 | 9 | 10 |

2. 舌前音单音的建立

STG1B（舌前音单音的建立）		
1. 翰翰可正确辨认 20 个舌前单音 [t] 或 [tʰ] 与 20 个舌后单音 [k] 或 [kʰ] 达 80%。 2. 翰翰经提示，可连续 2 次说出舌前单音 [t] 或 [tʰ] 达 80% 正确。 3. 翰翰不经提示，可连续 2 次说出舌前单音 [t] 或 [tʰ] 达 80% 正确。	治疗方法	听觉训练、发音训练
	形式	练习 10 次后，打地鼠游戏 1 次。
	活动	辨识活动、说单音活动
	教材	录音设备、镜子
	技巧	语音密集次刺激、示范
	策略	示范、模仿错误音
	提示	直接提示、正回馈
	言语样本收集	1. 练习目标音的次数 2. 不经提示之下，正确的次数？ 3. 经提示后，正确的次数？ 4. 自我修正的次数？

3. 舌前音与韵母的建立（与 iuɑ 韵母结合）

STG1C（舌前音与韵母的建立）	
1. 翰翰经口语提示，可以说出 [ti]、[tu]、[ta]、[tʰi]、[tʰu]、[tʰa] 结合韵达 80% 正确。 2. 翰翰不经提示，可连续 2 次说出 [ti]、[tu]、[ta]、[tʰi]、[tʰu]、[tʰa] 结合韵 80% 正确。	
治疗方法	发音训练、音韵历程治疗
形式	练习 10 次后，打地鼠游戏 1 次
活动	画雨滴活动
教材	录音设备、镜子、纸与笔
技巧	示范、隐喻
策略	示范
提示技巧	直接提示、正回馈
言语样本收集	1. 练习目标音的次数 2. 不经提示之下，正确的次数？ 3. 经提示后，正确的次数？ 4. 自我修正的次数？

4. 舌前音的词汇建立

STG1D（舌前音的词汇建立）	
1. 翰翰经口语提示，可以仿说含舌前音 [t] 或 [tʰ] 的词汇 80% 正确。10 个词汇：踢球、兔子、太阳、桃子、头发、糖果、梯子、肚子、笛子、刀子。 2. 翰翰经口语提示，可以说出含舌前音 [t] 或 [tʰ] 的词汇 80% 正确。 3. 翰翰可以自己说出含舌前音 [t] 或 [tʰ] 的词汇 80% 正确。	
治疗方法	1. 音韵历程治疗 2. 对比治疗
形式	练习 10 次后，打地鼠游戏 1 次
活动	词汇图卡活动： 对比音活动：兔子对裤子
教材	图卡、录音设备、镜子、纸与笔
技巧	示范、隐喻
策略	示范
提示技巧	直接提示、正回馈
言语样本收集	1. 练习目标音的次数 2. 不经提示之下，正确的次数？ 3. 经提示后，正确的次数？ 4. 自我修正的次数？

5. 舌前音的短词建立

STG1E（舌前音的短词建立）	
1. 翰翰经口语提示，可以说出含舌前音 [t] 或 [tʰ] 的短词达 80% 正确。 5 个短词： 1. 踢一踢 2. 跳一跳 3. 投一投 4. 吐一吐 5. 点一点 2. 翰翰可以自己说出含舌前音 [t] 或 [tʰ] 的短词达 80% 正确。	治疗方法：音韵历程治疗
	形式：练习 10 次后，打地鼠游戏 1 次
	活动：短词练习活动
	教材：录音设备、镜子、纸与笔
	技巧：示范、隐喻
	策略：示范
	提示技巧：直接提示、正回馈
	言语样本收集：1. 练习目标音的次数 2. 不经提示之下，正确的次数？ 3. 经提示后，正确的次数？ 4. 自我修正的次数？

6. 舌前音的句子建立

STG1F（舌前音的句子建立）	
1. 翰翰经口语提示，可以说出含舌前音 [t] 或 [tʰ] 的句子 80% 正确。 句型：我要＿＿＿＿ 　　　我喜欢＿＿＿＿ 2. 翰翰可以自己说出含舌前音 [t] 或 [tʰ] 的句子 80% 正确。 最后达成：翰翰在无提示下，连续 3 次课，表达含目标音 [t]、[tʰ] 的句子正确率达 80%。	治疗方法：音韵历程治疗
	形式：练习 10 次后，打地鼠游戏 1 次
	活动：句子练习活动，句子内的词汇：1. 踢球、2. 兔子、3. 太阳、4. 桃子、5. 头发、6. 糖果、7. 梯子、8. 肚子、9. 笛子、10. 刀子
	教材：录音设备、镜子、纸与笔
	技巧：示范、隐喻
	策略：示范
	提示技巧：直接提示、正回馈
	言语样本收集：1. 练习目标音的次数 2. 不经提示之下，正确的次数？ 3. 在经提示之下，正确的次数？ 4. 自我修正的次数？

语言治疗数据记录

从翰翰的短期目标第 2 点的舌前音单音建立到第 6 点的舌前音句子建立，言语样本收集涵盖了练习目标音的次数、不经提示之下正确的次数、经提示后正确的次数及自我修正的次数。我们如何记录及如何解释结果？

我们的记录表以 10 次为单位。○代表正确、△代表经提示、×代表经提示后不正确、C 表经自我修正，记录如下。

1	2	3	4	5	6	7	8	9	10
△	×	△	△	×	×	○	△	C	○

记录的结果为：

1. 练习目标音的次数 = 10 次（100%）
2. 正确的次数 = 7 次（70%）（△○C 都算对）；不正确的次数 = 3 次（30%）（只算 ×）
3. 其中不经提示之下，正确的次数 = 2 次（20%）（只算○）
4. 其中经提示之下，正确的次数 = 4 次（40%）（只算△）
5. 其中经自我修正，正确的次数 = 1 次（10%）（只算 C）

记录是重要的实证，因为我们想要知道什么？其核心价值是什么？这是我们每位语言治疗师需要努力思考的地方。再以刚才的记录表为例。10 次为记录单位，○代表正确、△代表经提示、×代表经提示后不正确、C 表经自我修正。30 分钟的治疗提供 100 次目标音的练习机会，我们记录如表 8.7。

表 8.7　100 次练习目标音的结果

30 分钟的构音/音韵治疗	1	2	3	4	5	6	7	8	9	10	正确
构音/音韵治疗前（不提供提示）	×	×	×	×	○	×	×	×	○	×	2/10
	×	○	×	×	×	×	○	×	×	×	2/10
构音/音韵治疗中	△	△	×	○	×	△	○	×	×	×	5/10
	○	×	○	×	○	×	△	△	△	△	7/10
	×	△	△	×	×	△	×	×	○	△	6/10
	○	○	×	△	○	○	×	△	○	△	7/10
	△	○	○	×	C	×	○	△	○	△	8/10
	○	×	○	○	C	○	○	×	C	C	8/10
构音/音韵治疗后（不提供提示）	×	○	○	○	×	○	○	○	C	C	7/10
	×	×	○	○	×	○	×	×	×	×	3/10

我们可看 100 次练习目标音的结果做出以下分析：

共 5 点：

1. 正确的次数 = 55 次（55%）（△○C 都算对）；

2. 不正确的次数 = 45 次（45%）（只算 ×）

3. 不经提示之下，正确的次数 = 31 次（31%）（只算○）

4. 经提示后，正确的次数 = 18 次（18%）（只算△）

5. 经自我修正，正确的次数 = 6 次（6%）（只算 C）

这样的结果与分析，我们的结论可以是：

1. 与上一次的语言纪录和下一次的语言纪录作比较

2. 了解正确的表现中有一半是不需要提示的

3. 了解儿童已发展自我修正能力

有些语言治疗师为了了解当次治疗的疗效，会把这 100 个练习的目标音分成三部分来做：治疗前（不提供提示）、治疗中与治疗后（不提供提示）。

结果如下：

1. 治疗前（不提供提示）正确的次数 = 4 次（20%）；不正确的次数 = 16 次（80%）；
2. 治疗中正确的次数 =41 次（68%）；不正确的次数 = 19 次（32%）；
3. 其中不经提示之下，正确的次数 = 19 次（32%）；
4. 其中经提示之下，正确的次数 = 18 次（30%）；
5. 其中经自我修正，正确的次数 = 4 次（6%）；
6. 治疗后（不提供提示）确的次数 = 10 次（50%）；不正确的次数 = 10 次（50%）。

这样的结果与分析，我们的结论可以是：

1. 治疗前与治疗后做比较（20% 进步至 50%）；
2. 治疗前与治疗中做比较（20% 进步至 68%）；
3. 正确的次数有一半不需要提示；
4. 儿童已发展自我修正能力。

SMART 原则

以 ABCD 写法的短期目标重点摆在构音 / 音韵技能上的建立。如果把 ICF 与家庭赋能加入短期目标，我们如何把 ICF 与家庭赋能观念纳入日常生活活动及参与度呢？我们建议加入 SMART 原则，SMART 原则可使 ABCD 短期目标更明确，同时活动及参与的概念也一并纳入（图 8.8）。

SMART 原则是 Peter Drucker（1954）的目标管理概念，为目标管理中的一种方法。S=Specific 为明确性、M=Measurable 为可衡量性、A=Achievable or Attainable 为可达成性、R=Realistic 为合理性、T=Time-bound 为时限性。

Specific （明确性）	Measurable （可衡量性）	Achievable （可达成性）	Realistic （合理性）
1. 明确的活动 2. 衡量的标准 3. 具体的措施 4. 关联性的联结 5. 有完成的期限 6. 资源的需求	1. 量化或质化 2. 指标是否可量化 如：1~5 厘米 独立完成 需协助	1. 目标达成 2. 态度 3. 能力 4. 技能 5. 资源 6. 家长与同侪参与 7. 上下沟通	1. 找对事 2. 找对人 3. 找对时 4. 找对力 5. 找对钱

特定可完成的期限

图 8.8　SMART 原则

注意事项

Specific 要回答（what, why, who, where, which）5 大问题。

　　What: 我要完成什么？

　　Why: 具体原因。

　　Who: 与谁参与。

　　Where: 地点。

　　Which: 有何要求和限制。

Measurable: 回答的是量的问题。

　　How much or How many: 可达到的量是多少？

Achievable: 回答如何做到的问题。

　　How: 我们的儿童而言，需要很多的策略。我们的示范、提示、协助、鼓励、甚至辅具与使用的教材都是达成目标的要素。

Relevant: 回答的是有没有选对目标做对事。

Time-bound: 回答的是时间完成的问题。

　　When: 什么时间完成。

我们使用 SMART 原则来管理为翰翰设定的构音/音韵活动。其中的一个小目标 STG 为翰翰经口语提示，可以说出含舌前音 [t] 或 [tʰ] 的词汇 80% 正确。在 SMART 原则下，我们要明确规划出活动、地点、参与人员、需进步的项目、如何达成、时间等。

表 8.8　翰翰的构音/音韵活动

SMART	构音/音韵活动：词汇图卡游戏
S：what	含舌前音 [t] 或 [th] 的词汇 更明确要提供目前词汇：踢球、兔子、太阳、桃子、头发、糖果、梯子、肚子、笛子、刀子
S：why	建立舌前音正确发音，减少同音异字造成语意困扰。
S：who	妈妈、姐姐（巧巧）与翰翰
S：where	家里客厅
S：which	[t] 或 [tʰ] 音的正确位置
M：how many	80% 正确。每个词汇图卡游戏中会呈现 3 次共 30 机会，含经口语提示的词汇表达，需至少 24 个词汇表达要正确
A：how	巧巧给予的口语提示：好朋友要握握手 妈妈给予的口语提示：在前面一点
R	含舌前音 [t] 或 [tʰ] 的词汇是 5 岁个月的翰翰需要会的语音。 透过翰翰喜欢的词汇图卡游戏学习。 翰翰也参与词汇图卡制作。 巧巧是位好帮手，对语音很敏锐。
T：time frame	两个月：每个星期六与日，每次约 40 分钟。

（二）设定构音/音韵治疗目标

目前在构音/音韵治疗目标设定三种考量。第一为传统的目标设定原则。第二为 Gierut（2001）的发展性与复杂性的考虑。第三为作息本位的活动参与考虑。

治疗目标 treatment targets

传统的目标设定原则

1. 选择最高价值的语音
2. 选择幼儿最常见的语音
3. 选择早期发展的语音
4. 选择最影响清晰度的语音
5. 选择一个较会成功或比较容易修复的语音
6. 选择一个高频率出现的语音
7. 选择儿童关键的词汇的语音
8. 选择一个不稳定的语音
9. 选择可诱发的语音
10. 选择儿童有认识的语音

翰翰有 2 个目标音：舌前音 d [t]、t [tʰ] 与擦音 x [ɕ]、s [s]。依传统的目标设定原则，将舌前音与擦音做比较，则舌前音为幼儿最常见的语音及早期发展的语音。故舌前音为会被选择的目标音。

Gierut（2001）的发展性与复杂性的考虑

发展性考虑为正常儿童的语音发展顺序。复杂性则与儿童本身的知识、语言及构音因素有关。

Gierut 在选择目标音时，讨论了 10 点。

1. 语音系统
2. 可诱发性
3. 一致性
4. 知识多寡
5. 清晰度
6. 语音发展
7. 社交互动
8. 标记性
9. 系统化的学习
10. 词汇频率

针对这10点考虑，Gierut提出了传统与非传统的看法（表8.9）。

表8.9　Gierut（2001）

10点考虑	传统的看法	非传统的看法
语音系统	聚焦在可以学习的音，选择早期发展的音。	聚焦在改变儿童的语音系统可以类化的音。选择不可诱发，晚期发展较复杂的音，寻求最大的系统改变。
可诱发	选择可诱发、较容易学习的音。	选择不可诱发的音，无法自己萌发的音。
一致性	选择非一致性错误的音，非一致性错误代表有时对，有时错，有改正的空间。	选择的音，其错误一致。主要改变其内在表征的错误音。
音的知识多寡	对音的知识越多，越容易学习。	对音的知识不多，较好学习。
清晰度	最影响清晰度的先学习。	目前没有定论，需寻找实证。
语音发展	发展异常，需要教学。	目前没有定论，需寻找实证。
社交互动	选择社交互动核心的音。	用ICF改变儿童的生活质量。
标记	无探讨。	选择有标记的，以促进无标记的系统。
系统化学习	用最小对比与错误音做对比。例如：送气与不送气的对比 d [t] vs. t [tʰ]。	用最大对比，用同音异字寻求改变。例如：肚子与兔子都说成兔子，产生语意困扰。
词汇频率	使用低频字，因为频率低，不易养成习惯。	使用高频字，可以产生最大的改变。

作息本位的活动参与考虑

构音/音韵治疗目标设定也可以家庭为考虑,由家庭成员一起协助。

我们使用 Dunst, Bruder, Trivette, & McLean (2001) 提到的自然学习环境设计翰翰作息活动介入计划。计划包含活动地点、自然学习环境、每周的时间、学习机会及儿童的兴趣。

我们使用之前作息本位翰翰的例子,翰翰有两个目标:

目标 1:翰翰在起床后可以正确说出 4 个 x、s 与 sh 常用的词汇
（一下下、刷刷牙、洗脸、水水）

目标 2:翰翰在吃早餐可以正确说出 4 个 d 与 t 常用的词汇
（蛋蛋、吐司、布丁、甜甜）

我们可依翰翰的目标设计他的活动介入计划（表 8.10）。

表 8.10　翰翰的介入计划

地点	自然学习环境	日期 一 二 三 四 五 六 日	学习机会	儿童兴趣
卧室	起床	一 二 三 四 五 六 日	说：等一下下	喜欢赖床
厕所	漱洗	一 二 三 四 五 六 日	说：刷刷牙、洗脸、水水	喜欢水的声音
餐厅	在家吃早餐	一 二 三 四 五 六 日	说出食物名称	喜欢的食物有ㄉ与ㄊ的声音

注意事项

作息本位的活动参与考虑可参考：

Dunst, C. J, Bruder M B, Trivette C M, et al, 2001. Natural learning opportunities for infants, toddlers, and preschoolers. Young exceptional children, 4: 18-25.

治疗疗效：类化

目标设定完成后，下一个治疗要做到的是类化。类化是治疗的最高境界，我们希望在治疗室的学习的效果可以类化至日常生活的用语。也就是说没有直接训练的部分也可产生效果。最基本的两种类化为：刺激目标的类化及反应目标的类化。

> 类化 generalization, transfer, carry over
> 刺激目标类化 stimulus generalization
> 反应目标类化 response generalization
> 环境类化 situation generalization
> 语音特征的类化
> 　　phonemic features generalization

刺激目标的类化

刺激目标的类化为一种刺激的方式类化至不同种刺激的方式（图 8.9）。刺激目标的类化包含：

1. 使用听觉刺激方式类化至未使用的视觉刺激方式。

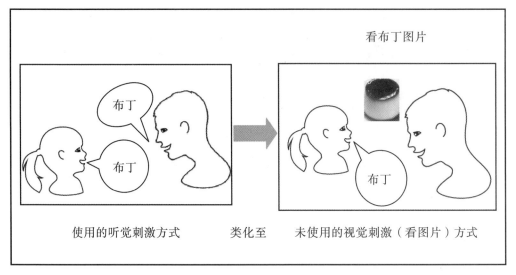

图 8.9　使用听觉刺激方式

2. 环境的类化。例如：在治疗室的教学类化至其他地方或与治疗师学习类化至其他人等。

反应目标的类化

反应目标的类化为被教的目标类化至未教的其他行为。反应目标的类化包含语音特征的类化、语言情境类化及语言单位类化（图8.10）。

语音特征的类化
　　phonemic features generalization
语言情境类化
　　linguistic context generalization
语言单位类化
　　linguistic unit generalization

1. 语音特征的类化。例如：被教的送气 [tʰ] 目标类化至未教的送气 [pʰ]、[kʰ]。

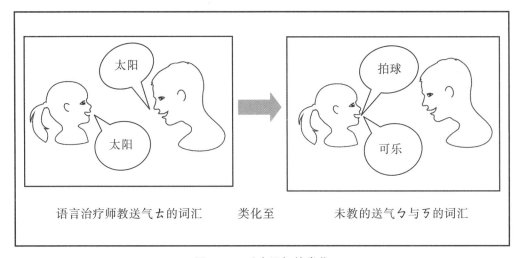

图8.10　反应目标的类化

2. 语言情境类化。例如：被教的词首类化至未教的词尾。
3. 语言单位类化。例如：从一个语言单位较简单的转至较复杂语言单位。

类化的进度因人而异，但多数学者认为自我监测是最可促进类化的方法。自我监测包括：

1. 提供外在的监测，尤其是口语的反馈。
2. 提供外在的监测，并提示个案自我修正。
3. 个案自己自我修正。
4. 个案自己可预测错误音的出现。
5. 个案自己说出正确的音。

执行的决策

讨论完设定长期与短期目标与设定治疗目标,接下来是执行决策。在美国,构音/音韵障碍的治疗决策是经由前人的由经验、学习、思考、分析与判断而来。有2个方向要思考:治疗上课方式与治疗方法。

> 执行决策 administrative decision
> 上课方式 class instruction
> 治疗方法 treatment approach
> 间断性治疗 intermittent scheduling
> 密集性治疗 block scheduling

治疗上课方式

上课的方式通常需考虑儿童的年龄、障碍的严重度及其注意力。要的决策有:要在哪里做治疗、治疗的次数、治疗的时间与治疗的方式。

目前在台湾,多数在医疗院所接受治疗,每周1次,每次30分钟,2~3个月的时间为一期。课程的形式多为个别课,也有障碍类别相近的个案会规划一起上小团体课。但如果要考虑到疗效,未来可能要学习美国的做法:在学校所接受语言治疗,每周至少2~3次治疗,每次治疗45~60分钟。

上课的方式多为间断性治疗,就是整个时间拉得比较长,每周做的次数比较少(如:8个月,每周2次治疗)。另一种做法为密集性治疗,整个时间比较短,每周做的次数比较多(如8周,每天治疗)。

注意事项

治疗上课方式与治疗方法可参考:

Bernthal J E, Bankson N W, Flipsen P Jr, 2012. Articulation and phonological disorders: Speech sound disorders in children. 7th. Boston: Person.

治疗方法

我们的治疗方法可分传统方法（表 8.11）与音韵方法（表 8.12）。传统方法以构音为主，早期的治疗大多为发音位置、肌肉动作训练。

> 传统方法 traditional approach
> 音韵方法 phonological approach

表 8.11 传统方法

	传统方法
语音位置方法	语音位置方法的重点在于训练正确的构音位置。个案需要靠不断的练习，以稳定学到正确的位置。在过程中，较不重视聆听的技能或区辨的训练。
肌肉动作为基础	Ruscello（1984）提倡的方法。Ruscello 认为可以利用教正确的动作取代不正确的动作。如果构音动作未发展，也可以教新的正确动作。
逐次渐进	是促进的方法，用旧有的声音来教新的声音，指导个案一步一步地往目标音形成。
Van Riper 传统方法	Van Riper（1939）提出的语音修改方法。在传统方法中最具代表性，其重点为每次修改一个音，指标为： 1. 要杜绝错误音 2. 除掉构音障碍 3. 给予密集的听力训练 4. 教导正确的发音 5. 强化新学习的正确音 6. 类化正确音至词汇与对话 7. 养成用正确音的习惯 其方法非常明确，共含 4 个语言单位：单音、音节、3. 词汇与句子。 每个单位含 4 个教学阶段： 1. 听觉训练： 　目标音的认识 　目标音在连串音的指认 　密集的语音听觉训练（auditory bombardment） 　正确音与错误音的辨识 　儿童听自己的声音并找出错误音 2. 语音表达：单独的训练 3. 稳定阶段：多元的练习，达到正确音的稳定性 4. 类化阶段：类化至不同的语言情境与沟通伙伴，可以自我修正

音韵方法

第二种的构音/音韵治疗为音韵方法。音韵方法以历程为主而非个别单独音。常见的音韵历程目标有：①舌前置音法，②舌根置音法，③擦音法，④塞擦音法，⑤送气法，⑥双唇音法，⑦口腔压力法。重点在系统化或规则化的改变。例如：6岁儿童有舌根音化的问题，音韵方法的处理方式就会与传统方法不同（表8.12）。

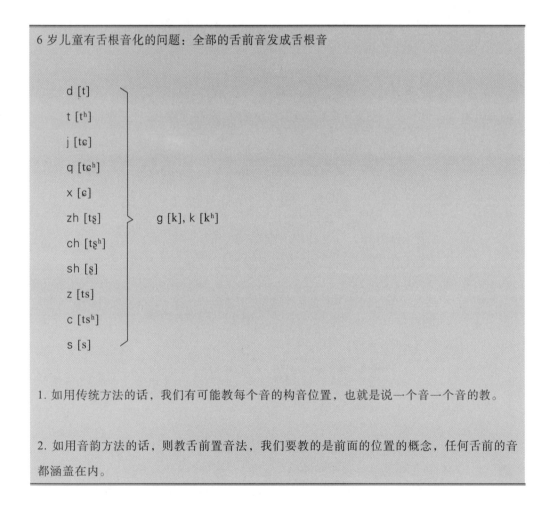

6岁儿童有舌根音化的问题：全部的舌前音发成舌根音

d [t]
t [tʰ]
j [tɕ]
q [tɕʰ]
x [ɕ]
zh [tʂ]   g [k], k [kʰ]
ch [tʂʰ]
sh [ʂ]
z [ts]
c [tsʰ]
s [s]

1. 如用传统方法的话，我们有可能教每个音的构音位置，也就是说一个音一个音的教。

2. 如用音韵方法的话，则教舌前置音法，我们要教的是前面的位置的概念，任何舌前的音都涵盖在内。

音韵方法的方法有：

1. 最小对比语音治疗（Minimal Pair Contrast Therapy）
2. 最大对比度语音治疗（Maximal Opposition Contrast Therapy）
3. 辨音特征治疗（Distinctive Feature Therapy）
4. 循环训练（Cycle Training）
5. 音韵历程治疗（Phonological Process Therapy）
6. 后设音韵治疗（Metaphon Therapy）

表 8.12　音韵方法

音韵方法	
最小对比语音治疗	1. 利用最小音对 2. 一个包含音韵历程目标，一个未包含音韵历程目标 3. 例如：兔 [tʰu] 子与裤 [kʰu] 子为最小音对（构音位置不同） 4. 目的：让儿童了解当有构音/音韵错误时，会使他人产生语意误解，同时让儿童觉察错误音会造成语意改变，以增强他们发正确音的动机。
最大对比语音治疗	1. 以语音特征差别最大的词组作为治疗的方法 2. 例如：看 [kʰan] 与饭 [fan] 为最大音对（构音位置不同、构音方式不同） 3. 目的：较多的语音特征差别可增加儿童学习效果
辨音特征治疗	1. 以音素的辨音特征为主 2. 例如：[+cont] 为教擦音的特征 3. 目的：儿童学习不同语音特征
循环训练	1. 由 Hodson 和 Paden（1991）提出 2. 针对多重构音障碍的儿童设定，以循环的方式进行 3. 例如：目标为舌前音法、擦音法、送气音法、声随韵母音法与复韵母音法。可先设两个月目标为擦音、声随韵母与复韵母。两个月后，复韵母目标达成先暂停、声随韵母持续、擦音持续。再下 2 个月目标为复韵母重新开始（看是否维持）、声随韵母目标达成先暂停、擦音持续、增加舌前音、送气音。当所有目标音韵历程都练习完，一个循环就结束，第二个循环接着开始。
后设音韵治疗	1. 由 Howell 和 Dean（1991）提出 2. 用儿童可理解的方式教导语音特征，提高儿童对音韵的察觉。 3. 例如：擦音是长长的音、送气音是吐口水的声音。

构音 / 音韵治疗进度

我们最后要讨论的是构音 / 音韵治疗进度的情况。通常我们使用病历记录来记录进度情况。病历记录使用 SOAP 的写法。S——subjective 是主观的看法，记载个案与家属告诉我们与治疗有关的事项或是我们观察到的事情。O——objective 是客观的看法，记载我们给个案的活动、练习及其表现。同时也记载儿童如何使用我们提供的策略。A——assessment 是评估的意思，语言治疗师依据主观的看法与客观的看法评估的结果。P——plan 是治疗计划，可以是治疗课程建议或课程教学大纲。以下为童宝娟（2003）设计的构音 / 音韵记录表（表8.13）。

病历记录 progress notes

表 8.13　构音 / 音韵记录表

治疗记录项目	内　　容
Subjective 主观语言表现	□ 配合度佳　　□ 配合度不佳　　□ 主动　　□ 被动　　□ 过动 □ 没反应　　□ 注意力不集中　　□ 无口语　　□ 少口语 □ 家属参与　其它：
Objective 客观语言表现	个案参与一小构音 / 音韵治疗活动。 利用玩具 / 绘本 / 图卡 / 美劳活动增加个案的（1）____（2）____能力。 个案的表现为（1）____（2）____。 经由语言治疗师 提示可提升（1）____（2）____能力。 在治疗时，可观察个案自我修正____次 且使用 仿说 / 重复 / 发问 / 观察 / 寻找线索 学习策略。
Assessment 评估	个案有____。经由____可有明显改进。 与上次治疗比较（年 / 月 / 日）：个案的（1）____显改进。 个案的（2）____明显改进。 预后：
Plan 治疗计划	□ 传统构音治疗法 □ 音韵历程治疗法：舌前置音法 / 塞音法 / 塞擦音法 / 送气法 / 口腔压力法 / 回馈法 / 双唇音法 / 舌根置音法 / 其他 □ 自我监控 / 评量 □ 家属回复示范教学 使用教材： 家庭作业：

结 论

如何协助有构音/音韵障碍儿童习得正确的构音方法及音韵概念，是每位语言治疗师需努力的方向。语言治疗师不只要有解剖学、生理学、病理学、语音学与发展学的知识，同时也要掌握构音/音韵障碍评估与治疗的技术与技能。每位学生应该了解在构音/音韵障碍领域里：

1. 我们的儿童需要在他们的大脑中建立好抽象的音韵概念。

2. 我们的儿童同时也要有能力控制及操作他们的构音器官。唯有这样我们的儿童才能发展完整的构音/音韵系统。